M.K. Vijayalakshmi
S. Showbharnikhaa

INFORMÁTICA EM FARMÁCIA: APROVEITAR OS DADOS PARA MELHORAR OS CUIDADOS DOS DOENTES

M.K. Vijayalakshmi
S. Showbharnikhaa

INFORMÁTICA EM FARMÁCIA: APROVEITAR OS DADOS PARA MELHORAR OS CUIDADOS DOS DOENTES

ScienciaScripts

Imprint

Any brand names and product names mentioned in this book are subject to trademark, brand or patent protection and are trademarks or registered trademarks of their respective holders. The use of brand names, product names, common names, trade names, product descriptions etc. even without a particular marking in this work is in no way to be construed to mean that such names may be regarded as unrestricted in respect of trademark and brand protection legislation and could thus be used by anyone.

Cover image: www.ingimage.com

This book is a translation from the original published under ISBN 978-620-7-64990-7.

Publisher:
Sciencia Scripts
is a trademark of
Dodo Books Indian Ocean Ltd. and OmniScriptum S.R.L publishing group

120 High Road, East Finchley, London, N2 9ED, United Kingdom
Str. Armeneasca 28/1, office 1, Chisinau MD-2012, Republic of Moldova, Europe
Printed at: see last page
ISBN: 978-620-7-88078-2

INFORMÁTICA EM FARMÁCIA: APROVEITAR OS DADOS PARA MELHORAR OS CUIDADOS DOS DOENTES

M.K. Vijayalakshmi,
Professor Associado,
Faculdade de Farmácia,
Instituto Bharath de Ensino Superior e Investigação,
Selaiyur Tambaram,
Chennai, 600073,
Tamil Nadu, Índia

S. Showbharnikhaa,
B.Pharm,
Estudante do último ano,
Faculdade de Farmácia,
Instituto Bharath de Ensino Superior e Investigação,
Selaiyur Tambaram,
Chennai, 600073,
Tamil Nadu, Índia.

ÍNDICE

CAPÍTULO 1: INTRODUÇÃO À INFORMÁTICA EM FARMÁCIA

1.1 DEFINIÇÃO E ÂMBITO DE APLICAÇÃO:

A informática em farmácia refere-se à aplicação da tecnologia da informação e dos princípios de gestão de dados na prática da farmácia para melhorar os cuidados aos doentes, a gestão da medicação e os resultados dos cuidados de saúde. Abrange a utilização de registos de saúde electrónicos (EHR), sistemas de informação farmacêutica, ferramentas de apoio à decisão clínica e outras soluções informáticas para otimizar a gestão da terapêutica medicamentosa, aumentar a segurança dos medicamentos e simplificar as operações da farmácia. Na sua essência, a informática farmacêutica tem como objetivo aproveitar a tecnologia e os dados para apoiar os processos de tomada de decisão, melhorar a eficiência do fluxo de trabalho e facilitar a comunicação e a colaboração entre os prestadores de cuidados de saúde. Ao integrar os sistemas de informação com a prática da farmácia, os farmacêuticos e outros profissionais de saúde podem aceder a dados abrangentes sobre os doentes, históricos de medicação e directrizes clínicas para tomar decisões informadas e prestar cuidados centrados no doente.

O âmbito da informática em farmácia é vasto e engloba vários aspectos da prática farmacêutica, incluindo, mas não se limitando a:

> **Gestão de Medicamentos:** A informática farmacêutica desempenha um papel crucial nos processos de gestão da medicação, incluindo o processamento, a distribuição, a administração e a monitorização de receitas. Envolve a utilização de sistemas de prescrição eletrónica, tecnologia de administração de medicamentos por código de barras (BCMA) e ferramentas de reconciliação de medicamentos para garantir a exatidão e a segurança em todo o processo de utilização de medicamentos.

➤ **Apoio à decisão clínica:** As soluções informáticas fornecem ferramentas de apoio à decisão clínica que ajudam os farmacêuticos e os prestadores de cuidados de saúde a tomar decisões baseadas em provas relativamente à terapêutica medicamentosa. Estas ferramentas podem incluir alertas de interação medicamentosa, verificações de alergias, calculadoras de dosagem e orientações clínicas para otimizar as práticas de prescrição e evitar erros de medicação.

➤ **Análise de dados e relatórios:** A informática farmacêutica envolve a recolha, análise e interpretação de dados para identificar tendências, padrões e oportunidades de melhoria na prática farmacêutica. As ferramentas de análise de dados permitem que os farmacêuticos avaliem a utilização de medicamentos, as taxas de adesão e os resultados dos doentes, conduzindo a conhecimentos que informam as iniciativas de melhoria da qualidade e as directrizes de prática baseadas em provas.

➤ **Conformidade regulamentar:** Os sistemas informáticos de farmácia apoiam a conformidade com os requisitos e normas regulamentares que regem a gestão de medicamentos, a privacidade dos doentes e a segurança dos dados. Estes sistemas asseguram a adesão a regulamentos como a HIPAA e os critérios de utilização significativa, salvaguardando as informações dos doentes e promovendo práticas éticas e legais nas farmácias.

1.2 AVALIAÇÃO DA INFORMAÇÃO FARMACÊUTICA:

A evolução dos sistemas de informação farmacêutica representa uma transformação significativa na forma como os farmacêuticos gerem os dados relacionados com a medicação, facilitam os cuidados aos doentes e contribuem para a prestação de cuidados de saúde. Começando com métodos manuais de manutenção de registos, os sistemas de informação farmacêutica progrediram através de várias fases de desenvolvimento para se tornarem componentes integrais da prática farmacêutica moderna. Os primeiros sistemas de informação farmacêutica caracterizavam-se por métodos manuais de manutenção de registos, incluindo registos de prescrição manuscritos e registos de medicação em papel. Os farmacêuticos baseavam-se nestes processos de trabalho intensivo para gerir o inventário de medicamentos, aviar receitas e manter os perfis dos doentes. No entanto, estes sistemas manuais eram propensos a erros, ineficiências e acessibilidade limitada a informações críticas. O advento da informatização revolucionou a prática farmacêutica ao introduzir sistemas automatizados para agilizar os processos de gestão de medicamentos. Em meados do século XX, surgiram os primeiros sistemas informatizados de farmácia, oferecendo funcionalidades como gestão de inventário, processamento de receitas e impressão de etiquetas. Estes primeiros sistemas representaram um avanço significativo em termos de eficiência e precisão em comparação com os métodos manuais. À medida que a tecnologia continuava a avançar, os sistemas de informação farmacêutica evoluíram para englobar registos de saúde electrónicos (EHR) e sistemas de apoio à decisão clínica (CDSS). Os sistemas EHR permitiram aos farmacêuticos documentar eletronicamente as informações dos doentes, os históricos de medicação e as notas clínicas, melhorando a comunicação e a coordenação dos cuidados em todos os contextos de cuidados de saúde. A integração das funcionalidades dos CDSS, como os alertas de interação medicamentosa e as recomendações de dosagem, melhorou ainda mais a segurança da medicação e a tomada de decisões na prática farmacêutica. Para além dos EHR e CDSS, a automatização e a robótica desempenharam um papel fundamental na modernização das operações das farmácias. Os sistemas de distribuição automatizados, os distribuidores robóticos de medicamentos e as soluções de embalagem automatizada de medicamentos revolucionaram os processos de distribuição de medicamentos, melhorando a precisão, a eficiência e a segurança dos doentes. Estas tecnologias permitiram que os farmacêuticos se concentrassem mais nas actividades clínicas e no aconselhamento dos doentes, em vez das tarefas administrativas de rotina. Olhando para o futuro, o futuro dos sistemas de informação farmacêutica é caracterizado por avanços na análise de dados, tele-farmácia e tecnologias emergentes, como a inteligência artificial e a aprendizagem automática. As ferramentas de análise de dados estão a ser cada vez mais utilizadas para analisar as tendências de utilização de medicamentos, monitorizar os resultados dos doentes e apoiar a tomada de decisões com base em provas nas farmácias. As tecnologias de tele-farmácia e de distribuição remota estão a expandir o acesso aos serviços farmacêuticos em áreas mal servidas e a melhorar a adesão dos doentes à medicação. As tecnologias emergentes são promissoras para transformar ainda mais a prática da farmácia, enfrentar os desafios dos cuidados de saúde e melhorar a prestação de cuidados aos doentes nos próximos anos.

1.3 IMPORTÂNCIA DA INFORMÁTICA NA PRÁTICA MODERNA DA FARMÁCIA:

Na prática farmacêutica moderna, a informática desempenha um papel crucial na melhoria dos cuidados prestados aos doentes, na melhoria da gestão da medicação e na otimização dos resultados dos cuidados de saúde. A integração da tecnologia da informação nos fluxos de trabalho da farmácia transformou as práticas tradicionais, permitindo aos farmacêuticos tirar partido dos dados e da tecnologia para prestar cuidados mais eficientes, exactos e centrados no doente. Um dos principais aspectos da informática na prática farmacêutica é o sistema de registo de saúde eletrónico (RSE). Os registos electrónicos de saúde fornecem aos farmacêuticos acesso a dados abrangentes sobre os doentes, incluindo históricos de medicação, alergias, resultados laboratoriais e notas clínicas.

Este manancial de informação permite aos farmacêuticos tomar decisões informadas sobre a terapêutica medicamentosa, identificar potenciais interacções medicamentosas ou alergias e colaborar com outros prestadores de cuidados de saúde para otimizar os cuidados prestados aos doentes. Os sistemas de apoio à decisão clínica (CDSS) são outro componente crítico da informática farmacêutica. Os CDSS fornecem aos farmacêuticos alertas e lembretes em tempo real sobre potenciais interacções medicamentosas, recomendações de dosagem e directrizes baseadas em provas. Ao integrar os CDSS nos fluxos de trabalho da farmácia, os farmacêuticos podem evitar erros de medicação, melhorar a segurança da medicação e garantir a adesão às directrizes clínicas. A informática também facilita os processos de gestão da medicação nas farmácias. Os sistemas de dispensa automatizados, a tecnologia de administração de medicamentos por código de barras (BCMA) e as ferramentas de reconciliação de medicamentos simplificam o processamento de receitas, a gestão de inventário e os processos de dispensa de medicamentos. Estas tecnologias ajudam os farmacêuticos a melhorar a eficiência do fluxo de trabalho, a reduzir os erros de medicação e a aumentar a segurança dos doentes. Além disso, a informática desempenha um papel vital no apoio aos serviços de gestão da terapêutica medicamentosa (MTM). Os farmacêuticos utilizam ferramentas informáticas para avaliar os regimes de medicação dos doentes, identificar potenciais problemas de terapia medicamentosa e desenvolver planos de cuidados individualizados. Ao tirar partido da análise de dados e do apoio à decisão clínica, os farmacêuticos podem otimizar a terapêutica medicamentosa, melhorar os resultados dos doentes e promover a adesão à medicação. A importância da informática na prática farmacêutica moderna estende-se para além dos cuidados clínicos, incluindo funções administrativas e operacionais. Os sistemas informáticos permitem às farmácias automatizar a faturação, o processamento de pedidos e a verificação de seguros, reduzindo os encargos administrativos e melhorando a gestão do ciclo de receitas. Além disso, a informática facilita a comunicação e a colaboração entre os prestadores de cuidados de saúde, as farmácias e os doentes, conduzindo a uma melhor coordenação dos cuidados e à continuidade dos mesmos.

1.4 PANORAMA REGULAMENTAR:

O panorama regulamentar em torno da informática em farmácia é multifacetado e está em constante evolução para responder aos desafios e oportunidades apresentados pelos avanços na tecnologia e na gestão de dados. As agências reguladoras a nível nacional, regional e internacional desempenham um papel crucial no estabelecimento de normas, directrizes e requisitos para garantir a utilização segura e ética dos sistemas informáticos na prática da farmácia. Nos Estados Unidos, a supervisão regulamentar da informática em farmácia é regida principalmente por leis, regulamentos e directrizes federais estabelecidos por agências como a Food and Drug Administration (FDA), os centros de Serviços Medicare e Medicaid (CMS) e o Office for Civil Rights (OCR). A Lei de Portabilidade e Responsabilidade dos Seguros de Saúde (HIPAA) estabelece normas para a privacidade e segurança das informações de saúde protegidas (PHI), incluindo registos de saúde electrónicos (EHR) e outros sistemas de tecnologia de informação de saúde (HIT) utilizados na prática farmacêutica. As farmácias e os prestadores de cuidados de saúde devem cumprir os regulamentos da HIPAA para salvaguardar a privacidade dos doentes e impedir o acesso não autorizado a informações de saúde sensíveis. Além disso, o Drug Quality and Security Act (DQSA) e o Drug Supply Chain Security Act (DSCSA) regulam a distribuição, a composição e a dispensa de medicamentos sujeitos a receita médica, incluindo requisitos para sistemas electrónicos de rastreio e acompanhamento de produtos farmacêuticos ao longo da cadeia de abastecimento. Os farmacêuticos e as instalações farmacêuticas envolvidas na composição, dispensa ou distribuição de medicamentos devem aderir a estes regulamentos para garantir a segurança, integridade e rastreabilidade dos produtos. A nível estatal, os actos e regulamentos relativos à prática da farmácia emitidos pelos conselhos de farmácia estatais regem a prática da farmácia, incluindo a utilização de sistemas informáticos. Os conselhos estatais estabelecem normas de prática, requisitos de licenciamento e regulamentos sobre o âmbito da prática para farmacêuticos e técnicos de farmácia, que podem incluir disposições relacionadas com a utilização de EHRs, prescrição eletrónica e outras ferramentas informáticas. Os farmacêuticos e os estabelecimentos farmacêuticos devem cumprir os regulamentos específicos do Estado para manterem a licença e funcionarem legalmente na sua jurisdição. A nível internacional, os quadros regulamentares para a informática em farmácia variam consoante o país e a região, com organizações como a Organização Mundial de Saúde (OMS) e a Federação Farmacêutica Internacional (FIP) a fornecerem orientações e normas para a utilização segura e eficaz de sistemas informáticos na prática da farmácia à escala global. Globalmente, o panorama regulamentar da informática em farmácia é complexo e dinâmico, reflectindo a importância crescente da tecnologia na prestação de cuidados de saúde e a necessidade de garantir a segurança dos doentes, a segurança dos dados e a conformidade regulamentar na prática farmacêutica. Os farmacêuticos e os profissionais de farmácia devem manter-se informados sobre os requisitos regulamentares e as melhores práticas para navegar eficazmente no ambiente regulamentar em evolução.

1.5 INFRA-ESTRUTURAS TECNOLÓGICAS:

Na prática farmacêutica moderna, uma infraestrutura tecnológica robusta é essencial para apoiar a implementação e o funcionamento dos sistemas informáticos farmacêuticos de forma eficaz. A infraestrutura tecnológica engloba hardware, software, componentes de rede e medidas de segurança concebidas para facilitar a integração e o funcionamento sem descontinuidades dos sistemas informáticos nas farmácias. No centro da infraestrutura tecnológica estão os componentes de hardware, incluindo computadores, servidores, dispositivos móveis e dispositivos periféricos, como leitores de códigos de barras, impressoras de etiquetas e máquinas de distribuição automática. Estes componentes de hardware fornecem a capacidade de computação e a conetividade necessárias para apoiar o funcionamento dos sistemas de informação das farmácias e permitem que os farmacêuticos e o pessoal das farmácias acedam e interajam com os registos de saúde electrónicos (EHR), os sistemas de apoio à decisão clínica (CDSS) e outras ferramentas informáticas. As aplicações de software constituem a base dos sistemas informáticos das farmácias, fornecendo funcionalidades como o processamento de receitas, a dispensa de medicamentos, a gestão de stocks e o apoio à decisão clínica. O software de gestão de farmácias, os sistemas de prescrição eletrónica (e-prescribing) e as ferramentas de reconciliação de medicamentos são exemplos de aplicações de software habitualmente utilizadas na prática da farmácia para simplificar os processos de fluxo de trabalho e melhorar os cuidados prestados aos doentes. Os componentes de rede, incluindo as redes locais (LANs), as redes de área alargada (WANs) e as ligações à Internet, permitem a comunicação e o intercâmbio de dados entre os diferentes componentes da infraestrutura informática da farmácia. A infraestrutura de rede facilita a partilha de informações entre os sistemas de farmácia, os prestadores de cuidados de saúde e as partes interessadas externas, apoiando a colaboração e a coordenação dos cuidados em todos os contextos de cuidados de saúde. As medidas de segurança são essenciais para salvaguardar as informações dos doentes, proteger a integridade dos dados e impedir o acesso não autorizado a informações de saúde sensíveis.

A encriptação, as firewalls, os controlos de acesso e os mecanismos de autenticação são algumas das medidas de segurança implementadas para garantir a confidencialidade, a integridade e a disponibilidade dos dados nos sistemas informáticos das farmácias. A conformidade com os requisitos regulamentares, como a Health Insurance Portability and Accountability Act (HIPAA) e a Payment Card Industry Data Security Standard (PCI DSS), também é essencial para manter a segurança dos dados e a conformidade regulamentar na prática farmacêutica. De um modo geral, uma infraestrutura tecnológica robusta é fundamental para apoiar a implementação e o funcionamento dos sistemas informáticos das farmácias, permitindo que os farmacêuticos e o pessoal das farmácias utilizem a tecnologia de forma eficaz para melhorar os cuidados prestados aos doentes, otimizar a gestão da medicação e melhorar os resultados dos cuidados de saúde.

1.6 FORMAÇÃO E EDUCAÇÃO:

A formação e a educação são componentes integrais da preparação de farmacêuticos e técnicos de farmácia para utilizarem eficazmente os sistemas informáticos de farmácia em ambientes modernos de cuidados de saúde. Os profissionais de farmácia necessitam de uma formação abrangente sobre a funcionalidade, o funcionamento e as melhores práticas associadas aos sistemas informáticos de farmácia. Os programas de formação devem abranger uma série de tópicos, incluindo a utilização de registos de saúde electrónicos (EHR), sistemas de apoio à decisão clínica (CDSS), software de gestão de medicamentos e outras ferramentas informáticas habitualmente utilizadas na prática da farmácia. As sessões de formação prática, os workshops e as simulações podem proporcionar aos profissionais de farmácia experiência prática na navegação em sistemas informáticos, na introdução de dados dos doentes, no processamento de receitas e na utilização de funcionalidades de apoio à decisão. As oportunidades de formação contínua são também essenciais para manter os profissionais de farmácia actualizados sobre os avanços da tecnologia informática em farmácia, os requisitos regulamentares e as melhores práticas da indústria. Os farmacêuticos e os técnicos de farmácia devem participar em programas de formação contínua, seminários e webinars para melhorar as suas competências informáticas e manter-se actualizados em relação às tendências e tecnologias emergentes na prática da farmácia. Para além disso, os programas de certificação, como o Pharmacy Technician Certification Board (PTCB) ou a designação Certified Pharmacy Technician (CPT), podem incluir componentes relacionados com a informática em farmácia para garantir que os técnicos de farmácia têm os conhecimentos e as competências necessárias para apoiar as iniciativas de informática em farmácia. De um modo geral, a formação e o ensino são essenciais para dotar os profissionais de farmácia dos conhecimentos, aptidões e competências necessários para tirar partido dos sistemas informáticos da farmácia para otimizar os cuidados prestados aos doentes, melhorar a gestão da medicação e melhorar os resultados dos cuidados de saúde.

1.6 CONCLUSÃO:

A informática farmacêutica, na sua essência, representa a intersecção entre a prática farmacêutica e a tecnologia da informação, com o objetivo de otimizar a gestão da medicação, melhorar os cuidados prestados aos doentes e melhorar os resultados dos cuidados de saúde. Engloba a utilização de registos de saúde electrónicos (EHR), sistemas de apoio à decisão clínica (CDSS), software de gestão de medicamentos e outras ferramentas informáticas para simplificar os fluxos de trabalho da farmácia, apoiar a tomada de decisões baseadas em provas e facilitar a comunicação e a colaboração entre os prestadores de cuidados de saúde. No atual panorama de rápida evolução dos cuidados de saúde, a informática farmacêutica desempenha um papel fundamental na transformação das práticas farmacêuticas tradicionais, permitindo aos farmacêuticos e técnicos de farmácia tirar partido da tecnologia e dos dados para prestar cuidados mais eficientes, precisos e centrados no doente. Ao adotar a informática em farmácia, as farmácias podem aumentar a segurança da medicação, melhorar a adesão à medicação e otimizar a gestão da terapêutica medicamentosa, conduzindo, em última análise, a melhores resultados de saúde para os doentes. Esta introdução fornece um vislumbre do significado da informática farmacêutica na prática farmacêutica moderna, preparando o terreno para uma maior exploração do tópico nos capítulos subsequentes do livro. Através de uma análise aprofundada dos princípios, tecnologias e aplicações da informática em farmácia, os leitores obterão uma compreensão abrangente de como a informática está a remodelar o panorama da prática farmacêutica e a impulsionar a inovação na prestação de cuidados aos doentes.

1.7 REFERÊNCIAS:

- Fox, B. I., Flynn, A. J., Fortier, C. R., & Clauson, K. A. (2011). Knowledge, skills, and resources for pharmacy informatics education. Revista americana de educação farmacêutica, 75(5), 93.

- Fox, B. I., Flynn, A., Clauson, K. A., Seaton, T. L., & Breeden, E. (2017). Uma abordagem para todos na educação informática em farmácia. Revista americana de educação farmacêutica, 81(2), 38.

- Chalmers, J., Siska, M., Le, T., & Knoer, S. (2018). Informática farmacêutica em sistemas de saúde multi-hospitalares: oportunidades e desafios. O Boletim da Sociedade Americana de Farmacêuticos Hospitalares, 75(7), 457-464.

- White, C. L., & Hohmeier, K. C. (2015). Informática em farmácia: papéis actuais e futuros para o técnico de farmácia. Journal of Pharmacy Technology, 31(6), 247-252.

- Anderson, P. O., McGuinness, S. M., & Bourne, P. E. (2009). Pharmacy informatics. CRC Press.
- Dumitru, D. (Ed.). (2008). The pharmacy informatics primer. ASHP.
- Flynn, A., Fox, B. I., Clauson, K. A., Seaton, T. L., & Breeden, E. (2017). Uma abordagem para alguns na educação informática avançada em farmácia. American Journal of Pharmaceutical Education, 81(9), 6241.
- White, C. L., & Hohmeier, K. C. (2015). Informática em Farmácia. Journal of Pharmacy Technology, 31(6).
- Cortes, D., Leung, J., Ryl, A., & Lieu, J. (2019). Informática em farmácia: Onde o uso de medicamentos e a tecnologia se encontram. Jornal Canadiano de Farmácia Hospitalar, 72(4), 320.
- Hincapie, A. L., Cutler, T. W., & Fingado, A. R. (2016). Incorporação da tecnologia da informação em saúde e da informática em farmácia num currículo didático profissional de farmácia com uma abordagem de aprendizagem em equipa. Revista americana de educação farmacêutica, 80(6), 107.
- Flynn, A. J. (2005). The current state of pharmacy informatics education in professional programs at US colleges of pharmacy. American Journal of Pharmaceutical Education, 69(1-5), 490.
- Pedersen, C. A., & Gumpper, K. F. (2008). ASHP national survey oninformatics: assessment of the adoption and use of pharmacy informatics in US hospitals-2007. American Journal of Health-System Pharmacy, 65(23), 2244-2264.

CAPÍTULO 2: REGISTOS DE SAÚDE ELECTRÓNICOS (EHR) E PRÁTICA FARMACÊUTICA

2.1 INTRODUÇÃO AOS REGISTOS DE SAÚDE ELECTRÓNICOS (EHR):

Os registos de saúde electrónicos (RSE) representam um avanço fundamental na tecnologia dos cuidados de saúde, revolucionando a forma como as informações dos doentes são recolhidas, armazenadas e utilizadas nos contextos de cuidados de saúde. Os sistemas EHR oferecem um repositório digital abrangente de informações sobre a saúde do paciente, incluindo historial médico, diagnósticos, medicamentos, resultados laboratoriais e planos de tratamento, acessível a prestadores de cuidados de saúde autorizados em vários contextos de cuidados. Esta introdução apresenta uma panorâmica geral dos sistemas de registos médicos electrónicos e da sua importância na prestação de cuidados de saúde modernos. Os sistemas de CDI transformaram a prestação de cuidados de saúde ao substituírem os registos tradicionais em papel por registos electrónicos facilmente acessíveis, pesquisáveis e partilháveis entre os prestadores de cuidados de saúde. Esta transição conduziu a melhorias na coordenação dos cuidados, na continuidade dos cuidados e na segurança dos doentes, permitindo aos prestadores de cuidados de saúde tomar decisões mais informadas e prestar cuidados de maior qualidade. A adoção de sistemas de registo de dados electrónicos na prática farmacêutica tem sido particularmente impactante, dando aos farmacêuticos e técnicos de farmácia acesso a informações sobre os doentes em tempo real e a ferramentas de apoio à decisão no local de prestação de cuidados. Os farmacêuticos podem utilizar os sistemas de registo de dados electrónicos para analisar o historial de medicação dos doentes, identificar potenciais interacções medicamentosas ou alergias e colaborar com outros prestadores de cuidados de saúde para otimizar a gestão da terapêutica medicamentosa.

Os sistemas de CDI também suportam a prescrição eletrónica (e-prescribing), simplificando o processo de encomenda de medicamentos e reduzindo o risco de erros de medicação. Uma das principais características dos sistemas de registo de dados electrónicos é a interoperabilidade, que permite o intercâmbio contínuo de informações sobre os doentes entre diferentes prestadores de cuidados de saúde e contextos. Os sistemas de registo de dados electrónicos interoperáveis permitem que os farmacêuticos acedam a dados relevantes sobre os doentes provenientes de outros prestadores de cuidados de saúde, como médicos ou especialistas, facilitando a comunicação e a colaboração nos cuidados aos doentes. No entanto, a implementação e a adoção de sistemas HER apresentam desafios, incluindo complexidades técnicas, perturbações do fluxo de trabalho e preocupações com a privacidade e a segurança. Os farmacêuticos e as organizações de cuidados de saúde têm de enfrentar estes desafios de forma eficaz para concretizarem todo o potencial dos sistemas de EHR na melhoria dos cuidados e resultados dos doentes.

2.2 FUNDAMENTOS DOS SISTEMAS EHR:

Os registos de saúde electrónicos (EHR) representam uma pedra angular da prestação de cuidados de saúde modernos, revolucionando a forma como as informações dos doentes são captadas, armazenadas e utilizadas nos contextos de cuidados de saúde. Fundamentalmente, os sistemas de EHR são repositórios digitais que alojam informações abrangentes sobre a saúde dos doentes, acessíveis a prestadores de cuidados de saúde autorizados, para melhorar os cuidados de saúde dos doentes, melhorar a tomada de decisões clínicas e simplificar os fluxos de trabalho dos cuidados de saúde. No centro dos sistemas de registo de dados electrónicos encontram-se vários componentes fundamentais. Em primeiro lugar, os dados demográficos dos doentes servem como informação fundamental, abrangendo detalhes pessoais como o nome, idade, sexo, informações de contacto e detalhes do seguro. Estes dados demográficos fornecem um contexto essencial para compreender a identidade do doente e facilitar a comunicação e a coordenação dos cuidados entre os prestadores de cuidados de saúde. Outro componente essencial dos sistemas de EHR é a documentação clínica, que inclui um registo exaustivo do historial médico do paciente, incluindo condições médicas anteriores, cirurgias, alergias, imunizações e historial familiar. As notas clínicas, os relatórios de progresso e os resumos de encontros enriquecem ainda mais a documentação clínica, registando os encontros e as intervenções de cuidados de saúde ao longo do tempo. Esta riqueza de informações clínicas fornece uma visão holística do estado de saúde do paciente, apoiando a continuidade dos cuidados e a tomada de decisões informadas. A gestão da medicação é também um aspeto crítico dos sistemas de CDI. As listas de medicação electrónicas, os registos de prescrição e os registos de administração de medicação (MAR) documentam os regimes de medicação actuais e passados do doente, facilitando a reconciliação da medicação, a introdução de pedidos e a administração. A integração com sistemas de prescrição eletrónica (e-prescribing) permite que os prestadores de cuidados de saúde transmitam eletronicamente as receitas às farmácias, melhorando a segurança e a eficiência da medicação. Para além dos dados clínicos e relacionados com a medicação, os sistemas de registo de dados electrónicos podem também incluir resultados laboratoriais, relatórios de diagnóstico por imagem e outras informações auxiliares relevantes para os cuidados prestados aos doentes. Estes elementos de dados contribuem para a abrangência e a riqueza dos CDI, permitindo que os prestadores de cuidados de saúde acedam a uma imagem completa do estado de saúde do doente e tomem decisões clínicas bem informadas. Em geral, os fundamentos dos sistemas de EHR englobam dados demográficos dos pacientes, documentação clínica, gestão de medicamentos e informações auxiliares, todos integrados numa plataforma digital concebida para apoiar cuidados de elevada qualidade e centrados no paciente. Ao aproveitar o poder dos sistemas EHR, os prestadores de cuidados de saúde podem melhorar a coordenação dos cuidados, aumentar a segurança dos doentes e, em última análise, melhorar os resultados dos cuidados de saúde.

2.3 IMPLEMENTAÇÃO DA EHR EM FARMÁCIA

A implementação de registos de saúde electrónicos (RSE) em farmácias representa um avanço significativo na tecnologia dos cuidados de saúde, oferecendo inúmeros benefícios em termos de gestão de medicamentos, cuidados aos doentes e eficiência operacional. No entanto, uma implementação bem sucedida requer um planeamento cuidadoso, coordenação e consideração de vários factores. O primeiro passo na implementação de EHR em farmácias envolve a avaliação das necessidades, objectivos e preparação da organização para a adoção de registos de saúde electrónicos. Isto inclui a avaliação dos fluxos de trabalho actuais, a identificação de áreas a melhorar e a determinação do âmbito e da escala do projeto de implementação de EHR. Em seguida, é fundamental selecionar o sistema de EHR adequado. Os farmacêuticos devem considerar factores como a compatibilidade do sistema, a funcionalidade, a facilidade de utilização, o apoio do fornecedor e o custo ao escolherem uma solução de EHR que se alinhe com as necessidades e objectivos da sua prática. Uma vez selecionado o sistema EHR, inicia-se o processo de implementação. Normalmente, este processo envolve a configuração do sistema EHR para satisfazer as necessidades específicas da farmácia, incluindo a criação de contas de utilizador, a definição de fluxos de trabalho, a personalização de modelos e a integração com outros sistemas de gestão de farmácias e sistemas EHR de prestadores de cuidados de saúde. A formação e a educação são componentes essenciais para uma implementação bem sucedida do sistema de gestão de recursos humanos. Os farmacêuticos, os técnicos de farmácia e outros membros do pessoal devem receber uma formação completa sobre a forma de utilizar o sistema de EHR de forma eficaz, incluindo a introdução de dados, a navegação, a documentação e os processos de fluxo de trabalho. Durante a fase de implementação, as farmácias podem deparar-se com desafios como a resistência à mudança, interrupções do fluxo de trabalho, problemas de migração de dados e problemas técnicos. Estratégias eficazes de gestão da mudança, envolvimento das partes interessadas e apoio contínuo dos fornecedores de EHR podem ajudar a mitigar estes desafios e garantir uma transição suave para os registos de saúde electrónicos. Após a implementação, as farmácias devem monitorizar e avaliar continuamente o desempenho do sistema de EHR, solicitando o feedback dos utilizadores e fazendo os ajustes necessários para otimizar a usabilidade, a eficiência e os resultados dos cuidados de saúde prestados aos doentes. De um modo geral, a implementação de EHR em farmácias requer um planeamento cuidadoso, a participação das partes interessadas e um apoio contínuo para maximizar os benefícios dos registos de saúde electrónicos e melhorar a prestação de cuidados aos doentes.

2.4 EHR E GESTÃO DA MEDICAÇÃO:

Os registos de saúde electrónicos (RSE) revolucionaram a gestão da medicação na prática farmacêutica, oferecendo inúmeras vantagens em termos de eficiência, precisão e segurança dos doentes. Os sistemas de EHR desempenham um papel crucial na facilitação de vários aspectos da gestão da medicação, incluindo a reconciliação da medicação, a prescrição eletrónica (e-prescrição), a administração da medicação e a documentação do historial da medicação. Uma das principais funções dos sistemas de registo de dados electrónicos na gestão da medicação é a reconciliação da medicação. Os EHRs permitem aos farmacêuticos compilar uma lista completa dos medicamentos actuais de um doente, incluindo medicamentos sujeitos a receita médica, medicamentos de venda livre, suplementos e remédios à base de plantas. Esta lista de medicamentos serve como uma referência valiosa durante as transições de cuidados, permitindo aos prestadores de cuidados de saúde reconciliar discrepâncias entre diferentes fontes de informação sobre medicamentos e garantir que os doentes recebem regimes de medicação adequados e seguros. A prescrição eletrónica (e-prescribing) é outra caraterística fundamental dos sistemas de registo de dados electrónicos que simplifica o processo de prescrição e aumenta a segurança da medicação. Com a prescrição eletrónica, os prescritores podem transmitir eletronicamente as receitas diretamente para as farmácias, eliminando a necessidade de receitas em papel e reduzindo o risco de erros de medicação associados a caligrafia ilegível ou a erros de transcrição. Os farmacêuticos podem receber as receitas electrónicas de forma segura, analisá-las em tempo real e dispensar os medicamentos com precisão, melhorando a adesão à medicação e os resultados para os doentes. Os sistemas EHR também facilitam a administração de medicamentos através da utilização de registos electrónicos de administração de medicamentos (eMARs) e da tecnologia de administração de medicamentos por código de barras (BCMA). Os eMARs fornecem um registo digital das administrações de medicamentos, documentando a hora, a dosagem e a via de administração dos medicamentos. A tecnologia BCMA aumenta a segurança da medicação, exigindo que os prestadores de cuidados de saúde leiam os códigos de barras nos rótulos dos medicamentos e nas pulseiras dos doentes para verificar as ordens de medicação antes da administração, reduzindo o risco de erros de medicação. Além disso, os EHRs permitem que os farmacêuticos documentem e mantenham históricos abrangentes de medicação para os pacientes, incluindo informações sobre alergias a medicamentos, reacções adversas a medicamentos e problemas relacionados com a medicação. Estas informações constituem um recurso valioso para os prestadores de cuidados de saúde na tomada de decisões clínicas, na identificação de potenciais interacções medicamentosas ou contra-indicações e no aconselhamento dos doentes. De um modo geral, os sistemas de registo de dados electrónicos desempenham um papel vital na otimização da gestão da medicação na prática farmacêutica, melhorando a segurança da medicação, aumentando a eficiência do fluxo de trabalho clínico e, em última análise, promovendo melhores resultados para os doentes. Ao tirar partido das capacidades dos sistemas de registo de dados electrónicos, os farmacêuticos podem prestar cuidados de elevada qualidade, centrados no doente, e contribuir para o avanço das práticas de gestão da medicação nos cuidados de saúde.

2.5 APOIO À DECISÃO CLÍNICA EM EHR:

Os sistemas de apoio à decisão clínica (CDSS) integrados nos registos de saúde electrónicos (EHR) são ferramentas fundamentais que melhoram a prestação de cuidados de saúde, fornecendo informações e orientações práticas aos prestadores de cuidados de saúde no local de prestação de cuidados. Os CDSS integrados nos sistemas EHR analisam os dados dos doentes para oferecer recomendações baseadas em provas, alertas, lembretes e orientações clínicas para apoiar a tomada de decisões clínicas, melhorar a segurança dos doentes e otimizar os resultados dos cuidados de saúde. Uma das principais funcionalidades do CDSS nos EHR é o fornecimento de alertas e lembretes para potenciais interacções medicamentosas, alergias e contra-indicações. Quando os prestadores de cuidados de saúde introduzem ordens de medicação ou analisam os perfis dos doentes no sistema EHR, os algoritmos CDSS analisam automaticamente os dados para detetar potenciais conflitos ou preocupações de segurança. São então gerados alertas para notificar os prestadores de cuidados de saúde de quaisquer problemas identificados, levando-os a rever e a tomar as medidas adequadas, tais como o ajuste das doses de medicação, a seleção de medicamentos alternativos ou a realização de uma avaliação mais aprofundada. O CDSS também ajuda os prestadores de cuidados de saúde a aderir às directrizes clínicas baseadas em provas e às melhores práticas. Ao analisar os dados dos pacientes e compará-los com as directrizes estabelecidas, o CDSS pode fornecer recomendações para terapias medicamentosas adequadas, testes de diagnóstico, rastreios preventivos e protocolos de tratamento com base nos parâmetros clínicos específicos e no historial médico do paciente. Isto ajuda a garantir que os doentes recebem cuidados de elevada qualidade, baseados em provas e adaptados às suas necessidades e preferências individuais. Além disso, os CDSS nos sistemas EHR podem apoiar a tomada de decisões clínicas, fornecendo acesso em tempo real a informações relevantes do doente, como resultados laboratoriais, relatórios de diagnóstico por imagem e notas clínicas. Esta abordagem integrada permite que os prestadores de cuidados de saúde tomem decisões bem informadas no local de prestação de cuidados, melhorando a precisão do diagnóstico, a eficácia do tratamento e os resultados dos doentes. Para além de alertas e lembretes, os CDSS nos sistemas EHR podem incluir ferramentas de apoio à decisão clínica, como verificadores de interacções medicamentosas, calculadoras de dosagem, vias clínicas e protocolos de gestão de doenças. Estas ferramentas ajudam os prestadores de cuidados de saúde a avaliar os dados dos doentes, a avaliar as opções de tratamento e a gerir cenários clínicos complexos, contribuindo, em última análise, para uma prestação de cuidados mais segura, mais eficaz e centrada no doente. De um modo geral, o CDSS integrado nos sistemas EHR desempenha um papel vital no apoio à tomada de decisões clínicas, no aumento da segurança dos doentes e na otimização dos resultados dos cuidados de saúde, fornecendo orientações e recomendações atempadas e baseadas em provas aos prestadores de cuidados de saúde no local de prestação de cuidados. Através da integração do CDSS, os sistemas EHR permitem que os prestadores de cuidados de saúde prestem cuidados personalizados e de elevada qualidade que satisfaçam as necessidades de cada doente, respeitando as normas clínicas estabelecidas e as melhores práticas.

2.6 ANÁLISE E COMUNICAÇÃO DE DADOS SOBRE A RH-E:

Os registos de saúde electrónicos (RSE) armazenam grandes quantidades de dados dos doentes, constituindo um recurso valioso para a análise de dados e a elaboração de relatórios destinados a melhorar a prestação de cuidados de saúde, a informar a tomada de decisões e a promover iniciativas de melhoria da qualidade. A análise de dados dos RSE envolve a análise de dados estruturados e não estruturados no sistema de RSE para extrair conhecimentos, identificar tendências e gerar informações accionáveis para os prestadores de cuidados de saúde, administradores e decisores políticos. Uma das principais aplicações da análise de dados do sistema de registo de dados electrónicos é a análise da utilização de medicamentos. Os farmacêuticos e os administradores de cuidados de saúde podem analisar os dados do sistema de registo criminal eletrónico para avaliar os padrões de prescrição, as taxas de adesão à medicação e as tendências de utilização da medicação entre as populações de doentes. Ao identificar padrões de utilização e adesão à medicação, os prestadores de cuidados de saúde podem desenvolver intervenções específicas para melhorar a gestão da medicação, aumentar a adesão dos doentes e otimizar os resultados da terapêutica medicamentosa. A análise de dados de EHR também apoia iniciativas de melhoria da qualidade, permitindo que as organizações de cuidados de saúde monitorizem e avaliem os principais indicadores de desempenho (KPIs) relacionados com os cuidados, a segurança e os resultados dos pacientes. Através da análise de dados de EHR, os prestadores de cuidados de saúde podem seguir métricas clínicas, tais como taxas de erro de medicação, taxas de readmissão e infecções hospitalares, identificando áreas de melhoria e implementando intervenções baseadas em provas para melhorar a qualidade e a segurança dos pacientes. Além disso, a análise dos dados dos CDI facilita a gestão da saúde da população, agregando e analisando os dados dos doentes para identificar populações de risco, monitorizar a prevalência de doenças e acompanhar os resultados de saúde ao longo do tempo. Ao estratificar as populações de doentes com base em factores de risco e indicadores de saúde, as organizações de cuidados de saúde podem desenvolver estratégias de cuidados preventivos, intervenções e programas de sensibilização orientados para melhorar a saúde da população e reduzir as disparidades nos cuidados de saúde. Para além das aplicações clínicas, a análise de dados dos CDI apoia a análise operacional e financeira das organizações de cuidados de saúde. Os administradores podem analisar os dados dos EHR para avaliar a utilização dos recursos, monitorizar os ciclos de receitas e otimizar a eficiência do fluxo de trabalho. Ao identificar ineficiências e estrangulamentos nos processos de cuidados de saúde, as organizações podem otimizar as operações, reduzir os custos e melhorar o desempenho financeiro. De um modo geral, a análise de dados e a elaboração de relatórios de EHR desempenham um papel fundamental no aproveitamento do manancial de dados armazenados nos sistemas EHR para conduzir a uma tomada de decisões baseada em provas, melhorar os resultados dos doentes e melhorar a prestação de cuidados de saúde. Ao aproveitarem o poder da análise de dados dos sistemas de informação médica electrónicos, as organizações de cuidados de saúde podem obter informações valiosas, informar iniciativas estratégicas e, em última análise, atingir os seus objectivos de prestação de cuidados de saúde de elevada qualidade e rentáveis aos doentes.

2.7 CONSIDERAÇÕES DE PRIVACIDADE E SEGURANÇA NOS REGISTOS DE SAÚDE ELECTRÓNICOS:

À medida que os registos de saúde electrónicos (EHR) se tornam mais prevalecentes nos contextos de cuidados de saúde, é fundamental garantir a privacidade e a segurança das informações de saúde dos doentes. A proteção de dados sensíveis contra o acesso não autorizado, violações e utilização indevida é essencial para manter a confiança dos doentes, cumprir os requisitos regulamentares e salvaguardar os direitos de privacidade dos doentes. Uma das principais considerações de privacidade nos sistemas EHR é a manutenção da confidencialidade, garantindo que apenas os indivíduos autorizados têm acesso às informações de saúde dos doentes. Os sistemas EHR utilizam controlos de acesso, mecanismos de autenticação de utilizadores e permissões baseadas em funções para restringir o acesso aos dados dos doentes com base na função e no nível de autorização do utilizador. As políticas de palavras-passe fortes, a autenticação multifactor e os tempos limite de sessão ajudam a impedir o acesso não autorizado aos sistemas EHR e a proteger a privacidade dos doentes. A encriptação de dados é outra medida de segurança crítica utilizada para proteger as informações de saúde dos doentes em trânsito e em repouso. Os sistemas EHR encriptam os dados utilizando algoritmos de encriptação e protocolos de comunicação seguros para evitar a interceção não autorizada ou a adulteração de dados durante a transmissão através de redes. Além disso, a cifragem dos dados em repouso protege os dados dos doentes armazenados nas bases de dados e nos servidores dos sistemas informáticos de saúde contra o acesso não autorizado ou o roubo. As pistas de auditoria e os mecanismos de registo são componentes essenciais dos sistemas EHR que acompanham e registam as actividades dos utilizadores, o acesso ao sistema e as alterações efectuadas aos registos dos doentes. Ao manter registos de auditoria abrangentes, as organizações de cuidados de saúde podem monitorizar e auditar as interacções dos utilizadores com os sistemas EHR, detetar actividades suspeitas e investigar incidentes ou violações de segurança. As pistas de auditoria também suportam os requisitos de conformidade regulamentar, como os descritos na Lei de Portabilidade e Responsabilidade dos Seguros de Saúde (HIPAA). Além disso, os sistemas EHR implementam controlos de integridade dos dados para garantir a exatidão, integridade e fiabilidade das informações de saúde dos doentes. As verificações de validação de dados, os checksums e as assinaturas digitais verificam a integridade dos dados introduzidos nos sistemas EHR e detectam quaisquer modificações ou alterações não autorizadas nos registos dos doentes. A conformidade com os requisitos regulamentares é essencial para garantir a privacidade e a segurança nos sistemas EHR. As organizações de cuidados de saúde têm de aderir a regulamentos como a HIPAA, a Lei HITECH (Health Information Technology for Economic and Clinical Health) e o Regulamento Geral sobre a Proteção de Dados (GDPR) para proteger a privacidade dos pacientes, proteger as informações de saúde e mitigar os riscos de violações de dados ou penalizações.

2.8 TENDÊNCIAS FUTURAS E INOVAÇÕES NOS REGISTOS DE SAÚDE ELECTRÓNICOS (EHR)

À medida que a tecnologia continua a avançar e os cuidados de saúde evoluem, várias tendências e inovações estão a moldar o futuro dos sistemas de registos de saúde electrónicos (EHR), oferecendo oportunidades para melhorar os cuidados dos doentes, aumentar a interoperabilidade e simplificar os fluxos de trabalho dos cuidados de saúde.

> **Interoperabilidade e intercâmbio de dados:** Os futuros sistemas de CDI darão prioridade à interoperabilidade, permitindo o intercâmbio de dados e a comunicação sem descontinuidades entre diferentes sistemas de saúde, prestadores e partes interessadas.

Normas como a Fast Healthcare Interoperability Resources (FHIR) facilitarão a interoperabilidade dos sistemas de CDI, permitindo o intercâmbio seguro de informações sobre a saúde dos doentes entre sistemas díspares e melhorando a coordenação dos cuidados.

➢ **Inteligência artificial e aprendizagem automática:** As tecnologias de IA e de aprendizagem automática desempenharão um papel significativo na melhoria das capacidades dos sistemas de registo de dados electrónicos, permitindo análises avançadas de dados, modelação preditiva e apoio à decisão clínica. Os algoritmos alimentados por IA podem analisar grandes quantidades de dados de pacientes nos sistemas de EHR para identificar padrões, prever resultados e personalizar planos de tratamento, conduzindo a diagnósticos mais precisos e a melhores resultados para os pacientes.

➢ **Integração da telessaúde:** Com a crescente adoção de serviços de telessaúde, os futuros sistemas de CDI integrar-se-ão perfeitamente com as plataformas de telessaúde para apoiar a prestação de cuidados virtuais. Os sistemas EHR facilitarão a documentação dos encontros de telessaúde, a integração dos dados de telessaúde nos registos dos doentes e a coordenação dos cuidados entre visitas virtuais e presenciais, melhorando o acesso aos cuidados e a participação dos doentes.

➢ **Funcionalidades centradas no doente:** Os futuros sistemas EHR darão prioridade às funcionalidades centradas no paciente, permitindo que os pacientes acedam e giram as suas informações de saúde de forma mais ativa. Os portais dos doentes, as aplicações móveis e os dispositivos portáteis permitirão que os doentes visualizem os seus dados de EHR, comuniquem com os prestadores de cuidados de saúde, marquem consultas e participem em actividades de autogestão, promovendo a colaboração e a tomada de decisões partilhadas.

> **Tecnologia de cadeias de blocos:** A tecnologia de cadeias de blocos é promissora para melhorar a segurança, a integridade e a interoperabilidade dos dados nos sistemas de registos de saúde electrónicos. As soluções EHR baseadas em cadeias de blocos podem proporcionar um armazenamento descentralizado e inviolável dos registos de saúde dos pacientes, permitindo a partilha segura de dados, a auditabilidade e o acesso controlado pelo paciente às informações de saúde, mantendo a privacidade e a confidencialidade.

> **Reconhecimento de voz e processamento de linguagem natural:** As tecnologias de reconhecimento de voz e de processamento de linguagem natural permitirão a documentação e a introdução de dados em sistemas EHR sem recurso às mãos, melhorando a eficiência do fluxo de trabalho e reduzindo a carga de documentação para os prestadores de cuidados de saúde. As interfaces EHR com voz permitirão aos médicos ditar notas clínicas, ordens e documentação diretamente para o sistema EHR, poupando tempo e aumentando a produtividade.

2.9 CONCLUSÃO:

Os registos de saúde electrónicos (RSE) transformaram a prestação de cuidados de saúde ao digitalizarem as informações de saúde dos doentes, melhorarem a coordenação dos cuidados e melhorarem a tomada de decisões clínicas. Os sistemas de registos de saúde electrónicos funcionam como repositórios abrangentes que armazenam dados demográficos dos doentes, historial médico, diagnósticos, medicamentos, resultados laboratoriais e outras informações de saúde relevantes. Ao consolidar esta informação numa plataforma eletrónica centralizada, os sistemas EHR permitem aos prestadores de cuidados de saúde aceder aos dados dos doentes de forma rápida e segura, conduzindo a cuidados de saúde mais eficientes e eficazes. Uma das principais vantagens dos CDI é a capacidade de facilitar a coordenação dos cuidados de saúde em diferentes contextos e prestadores de cuidados de saúde.

Os sistemas EHR permitem a partilha de informações sobre os doentes entre os prestadores de cuidados de saúde, facilitando a colaboração, a comunicação e a continuidade dos cuidados. Esta interoperabilidade melhora as transições de cuidados, reduz os erros médicos e aumenta a segurança dos doentes, garantindo que os prestadores de cuidados de saúde têm acesso a informações actualizadas e exactas sobre os doentes. Além disso, os sistemas EHR apoiam a tomada de decisões clínicas, fornecendo acesso em tempo real a directrizes baseadas em provas, protocolos clínicos e ferramentas de apoio à decisão. Os farmacêuticos e outros prestadores de cuidados de saúde podem tirar partido dos dados dos sistemas informáticos electrónicos para identificar potenciais interacções medicamentosas, alergias e acontecimentos adversos, melhorando a segurança da medicação e optimizando os planos de tratamento. Além disso, os sistemas de registo de dados electrónicos permitem que as organizações de cuidados de saúde analisem os dados dos doentes, identifiquem tendências e monitorizem os indicadores de qualidade para impulsionar iniciativas de melhoria do desempenho e melhorar os resultados dos doentes. No entanto, a adoção e a implementação de sistemas EHR também colocam desafios, incluindo problemas de interoperabilidade, preocupações com a facilidade de utilização, riscos de segurança dos dados e requisitos de conformidade regulamentar. As organizações de cuidados de saúde têm de enfrentar estes desafios através de estratégias eficazes de gestão da mudança, formação dos utilizadores e esforços de melhoria contínua para maximizar os benefícios dos sistemas EHR e, ao mesmo tempo, mitigar os potenciais riscos.

2.10 REFERÊNCIAS:

- Hughes, C. A., Guirguis, L. M., Wong, T., Ng, K., Ing, L., & Fisher, K. (2011). Influence of pharmacy practice on community pharmacists' integration of medication and lab value information from electronic health records. Journal of the American Pharmacists Association, 51(5), 591-598.

- Keller, M. E., Kelling, S. E., Cornelius, D. C., Oni, H. A., & Bright, D. R. (2015). Melhorar a eficiência da prática e os cuidados aos doentes através da partilha de registos de saúde electrónicos. Perspectivas da gestão da informação em saúde, 12(outono).

- VanLangen, K., & Wellman, G. (2018). Tendências no uso de registros eletrônicos de saúde entre as faculdades de farmácia dos EUA. Currents in Pharmacy Teaching and Learning, 10(5), 566-570.

- Mercer, K., Burns, C., Guirguis, L., Chin, J., Dogba, M. J., Dolovich, L., ... & Grindrod, K. A. (2018). Tomada de decisão de medicamentos por médicos e farmacêuticos no tempo dos registros eletrônicos de saúde: estudo de métodos mistos. JMIR human factors, 5(3), e9891.

- Nelson, S. D., Poikonen, J., Reese, T., El Halta, D., & Weir, C. (2017). O farmacêutico e o EHR. Jornal da Associação Americana de Informática Médica, 24(1), 193-197.

- Downard, S., Galt, K. A., & Reel, A. B. (2007). Pharmacists' use of electronic health records: Silent leaders no more. Journal of the American Pharmacists Association, 47(6), 680.

- Smith, J. N., & Scholtz, J. M. (2018). Impacto de um registro eletrônico de saúde simulado nas percepções dos estudantes de farmácia sobre a preparação para a prática clínica. Currents in Pharmacy Teaching and Learning, 10(12), 1624-1630.

- Mooranian, A., Emmerton, L., & Hattingh, L. (2013). A introdução do registo nacional de saúde eletrónico na prática da farmácia comunitária australiana: percepções dos farmacêuticos. Jornal Internacional de Prática Farmacêutica, 21(6), 405-412.

- Rowan, C. G., Flory, J., Gerhard, T., Cuddeback, J. K., Stempniewicz, N., Lewis, J. D., & Hennessy, S. (2017). Acordo e validade dos dados de prescrição de registros eletrônicos de saúde em relação aos dados de reclamações de farmácia: um estudo de validação de um banco de dados de registros eletrônicos de saúde dos EUA. Pharmacoepidemiology and Drug Safety, 26(8), 963-972.

CAPÍTULO 3: SISTEMAS DE GESTÃO DE MEDICAMENTOS

3.1 INTRODUÇÃO:

A Gestão da Terapêutica Medicamentosa (MTM) representa uma abordagem abrangente para otimizar a utilização da medicação, com um enfoque principal na melhoria dos resultados dos doentes. Envolve um esforço de colaboração entre doentes, farmacêuticos e outros prestadores de cuidados de saúde para garantir que os medicamentos são utilizados de forma eficaz, segura e adequada. A MTM visa resolver problemas relacionados com a medicação, melhorar a compreensão e a adesão do doente e, em última análise, atingir objectivos terapêuticos. Na MTM, os farmacêuticos desempenham um papel fundamental como especialistas em medicação, fornecendo cuidados personalizados adaptados às necessidades individuais dos doentes. Através de revisões de medicação, os farmacêuticos avaliam os regimes de medicação para potenciais interacções medicamentosas, duplicações e efeitos adversos. Também educam os pacientes sobre os seus medicamentos, incluindo técnicas de administração adequadas, potenciais efeitos secundários e a importância da adesão. Além disso, a MTM engloba a reconciliação da medicação, em que os farmacêuticos reconciliam a lista de medicamentos de um doente em diferentes contextos de cuidados de saúde para garantir a exatidão e a continuidade dos cuidados. Este processo ajuda a evitar erros de medicação e melhora a comunicação entre os prestadores de cuidados de saúde. De um modo geral, a MTM visa otimizar a terapêutica medicamentosa, promovendo uma utilização segura, eficaz e adequada da medicação, melhorando assim os resultados e a qualidade de vida dos doentes. Através de esforços de colaboração e de uma abordagem centrada no doente, a MTM é uma componente valiosa da prestação de cuidados de saúde abrangentes.

3.2 INTEGRAÇÃO DOS REGISTOS DE SAÚDE ELECTRÓNICOS (EHR):

A integração dos registos de saúde electrónicos (RSE) é um aspeto crucial dos sistemas de saúde modernos, especialmente no contexto da gestão da medicação. A integração de EHR refere-se à incorporação perfeita de dados e funcionalidades relacionados com a medicação nos sistemas de registos de saúde electrónicos para fornecer cuidados abrangentes aos doentes. Esta integração permite que os prestadores de cuidados de saúde acedam a históricos de medicação, alergias, receitas actuais e outras informações pertinentes de uma forma centralizada e eficiente. Uma das principais vantagens da integração dos registos de saúde electrónicos é a capacidade de aumentar a segurança da medicação. Ao consolidar os dados relacionados com a medicação no EHR, os prestadores de cuidados de saúde podem identificar com precisão potenciais interacções medicamentosas, alergias e contra-indicações antes de prescreverem ou administrarem medicamentos. Esta abordagem proactiva ajuda a evitar acontecimentos adversos com medicamentos e melhora a segurança dos doentes. Além disso, a integração dos sistemas de informação médica facilita a reconciliação da medicação durante as transições de cuidados de saúde, tais como admissões hospitalares, altas ou transferências entre ambientes de cuidados de saúde. Os prestadores de cuidados de saúde podem facilmente comparar a lista de medicação atual de um doente com registos anteriores, garantindo a continuidade dos cuidados e reduzindo o risco de erros de medicação. Os sistemas de apoio à decisão clínica (CDSS) integrados nos EHR desempenham um papel vital na otimização da gestão da medicação. Estes sistemas aproveitam os dados específicos dos doentes para fornecer alertas em tempo real, lembretes e recomendações baseadas em provas aos prestadores de cuidados de saúde. Por exemplo, os alertas dos CDSS podem avisar os prescritores sobre potenciais interacções medicamentosas, recomendar ajustes de dose com base nas características do doente ou sugerir medicamentos alternativos quando necessário. Outra vantagem da integração de EHR é a melhoria da eficiência e a otimização do fluxo de trabalho. Os prestadores de cuidados de saúde podem prescrever eletronicamente medicamentos diretamente a partir do sistema EHR, eliminando a necessidade de prescrições em papel e reduzindo os erros de transcrição. Os farmacêuticos podem aceder prontamente às receitas electrónicas, simplificar os processos de distribuição de medicamentos e documentar eletronicamente a administração de medicamentos ou as sessões de aconselhamento.

3.3 RECONCILIAÇÃO DA MEDICAÇÃO:

A reconciliação da medicação é um processo crítico no âmbito dos cuidados de saúde que visa garantir informações precisas e actualizadas sobre a medicação em todas as transições de cuidados, tais como admissões, transferências e altas hospitalares. Envolve a comparação do regime de medicação atual de um doente com todos os medicamentos que o doente tem tomado, identificando e resolvendo discrepâncias, minimizando assim o risco de erros de medicação e acontecimentos adversos com medicamentos. Durante a reconciliação da medicação, os prestadores de cuidados de saúde recolhem informações sobre os medicamentos actuais do doente, incluindo medicamentos sujeitos a receita médica, medicamentos de venda livre, suplementos de ervas e vitaminas. Esta informação é depois comparada com o historial de medicação do doente, que pode incluir receitas anteriores, resumos de alta, registos de farmácia e comunicações de outros prestadores de cuidados de saúde. As discrepâncias identificadas durante o processo de reconciliação podem variar entre omissões (medicamentos não listados), duplicações (vários medicamentos com efeitos terapêuticos semelhantes), discrepâncias de dosagem, alterações no regime de medicação sem documentação e discrepâncias nos nomes ou fórmulas dos medicamentos. Os prestadores de cuidados de saúde devem analisar cuidadosamente estas discrepâncias e trabalhar com o doente e outros membros da equipa de cuidados de saúde para as resolver eficazmente. A reconciliação da medicação tem vários objectivos importantes. Em primeiro lugar, ajuda a evitar erros de medicação, garantindo que os prestadores de cuidados de saúde têm informações exactas e completas sobre o regime de medicação do doente. Isto é particularmente importante durante as transições de cuidados, quando existe um maior risco de falhas de comunicação e discrepâncias de medicação. Em segundo lugar, a reconciliação da medicação promove a segurança dos doentes, reduzindo a probabilidade de acontecimentos adversos com medicamentos, interacções medicamentosas e outros problemas relacionados com a medicação. Por último, apoia a continuidade dos cuidados, garantindo que os doentes recebem os medicamentos adequados nas dosagens correctas ao longo do seu percurso de cuidados de saúde.

3.4 SISTEMAS DE APOIO À DECISÃO CLÍNICA (SDC):

Os sistemas de apoio à decisão clínica (CDSS) são ferramentas de software concebidas para ajudar os prestadores de cuidados de saúde a tomar decisões clínicas, fornecendo informações, directrizes e recomendações baseadas em provas no local de prestação de cuidados. Estes sistemas aproveitam os dados específicos do doente dos registos de saúde electrónicos (EHRs) para gerar alertas, lembretes e sugestões adaptados às necessidades individuais do doente e ao contexto clínico. Uma das principais funções dos CDSS é melhorar a gestão da medicação, fornecendo apoio à seleção, dosagem, monitorização e segurança da medicação. Por exemplo, os CDSS podem alertar os prescritores para potenciais interacções medicamentosas, alergias, contra-indicações e ajustes de dosagem com base no historial médico do doente, nos resultados laboratoriais e em factores demográficos. Ao integrar o apoio à decisão relacionada com a medicação no fluxo de trabalho clínico, o CDSS ajuda os prestadores de cuidados de saúde a tomar decisões informadas e a reduzir o risco de erros de medicação e de acontecimentos adversos com medicamentos. Além disso, o CDSS pode ajudar os prestadores de cuidados de saúde a aderir às directrizes clínicas e às melhores práticas de gestão da medicação. Por exemplo, CDSS pode recomendar medicamentos preferidos para condições específicas, sugerir tratamentos alternativos quando apropriado e orientar a titulação da medicação e os parâmetros de monitorização. Estas recomendações baseiam-se nas mais recentes directrizes baseadas em provas, formulários de medicamentos e protocolos clínicos, ajudando os prestadores de cuidados de saúde a alinhar a sua prática com os padrões de cuidados actuais. Outro aspeto importante do CDSS é a sua capacidade de facilitar a gestão da saúde da população e as iniciativas de melhoria da qualidade. Ao analisar dados agregados de EHRs e outras fontes, o CDSS pode identificar oportunidades de otimização da medicação, intervenções de adesão à medicação e medidas de cuidados preventivos ao nível da população. Esta perspetiva de saúde da população permite que as organizações de cuidados de saúde abordem proactivamente questões relacionadas com a medicação e melhorem os resultados para as suas populações de pacientes.

3.5 ARMÁRIOS DE DISTRIBUIÇÃO AUTOMÁTICA (ADCS):

Os armários de distribuição automática (ADCs) são sistemas computorizados utilizados em ambientes de cuidados de saúde para armazenar e distribuir medicamentos de forma segura e eficiente. Estes armários estão normalmente localizados em enfermarias de hospitais, departamentos de emergência e outras áreas clínicas onde os medicamentos são necessários para uso imediato. Os ADCs simplificam os processos de gestão da medicação, melhoram o controlo do inventário e aumentam a segurança da medicação. Uma das principais características dos ADCs é a sua capacidade de armazenar uma vasta gama de medicamentos de uma forma compacta e organizada. Os medicamentos são armazenados em compartimentos individuais dentro do armário, cada um dos quais é controlado e monitorizado eletronicamente. Os prestadores de cuidados de saúde autorizados podem aceder ao ADC utilizando um processo de início de sessão seguro, normalmente através de autenticação biométrica ou palavras-passe específicas do utilizador. Quando um medicamento é necessário, os prestadores de cuidados de saúde podem solicitá-lo ao ADC através da interface do computador. O ADC dispensa o medicamento solicitado, registando a transação eletronicamente e actualizando os níveis de inventário em tempo real. Este processo de dispensa automatizado reduz o risco de erros de medicação, tais como dosagem ou administração incorrectas, ao garantir que a medicação certa é dispensada ao doente certo, no momento certo. Além disso, os ADCs incorporam frequentemente funcionalidades avançadas, como a leitura de códigos de barras e a integração com registos de saúde electrónicos (EHRs), para aumentar ainda mais a segurança da medicação e a precisão da documentação. A leitura de códigos de barras verifica a identidade da medicação e a informação do doente, enquanto a integração com os EHRs assegura que os registos de administração da medicação são actualizados prontamente e com precisão.

3.6 TECNOLOGIAS DE CÓDIGO DE BARRAS E DE LEITURA ÓPTICA:

As tecnologias de código de barras e de digitalização revolucionaram a gestão da medicação, aumentando a exatidão, a eficiência e a segurança dos doentes em ambientes de cuidados de saúde. Estas tecnologias envolvem a utilização de etiquetas de códigos de barras nas embalagens dos medicamentos e pulseiras de identificação dos doentes, juntamente com leitores de códigos de barras e dispositivos portáteis, para verificar e acompanhar os medicamentos ao longo do processo de utilização dos medicamentos. Quando os medicamentos são recebidos ou dispensados, a leitura de códigos de barras garante que o medicamento correto é selecionado para o doente certo. Os prestadores de cuidados de saúde podem digitalizar a embalagem do medicamento e a pulseira de identificação do doente para confirmar a administração correcta do medicamento, a dosagem e a identidade do doente. Este processo reduz significativamente o risco de erros de medicação, como a administração de um medicamento ou dosagem incorrecta a um doente. Além disso, a leitura de códigos de barras facilita a documentação em tempo real da administração de medicamentos, permitindo que os prestadores de cuidados de saúde actualizem os registos de saúde electrónicos (EHRs) de forma rápida e precisa. Ao registar eletronicamente a administração de medicamentos, a leitura de códigos de barras melhora os processos de reconciliação da medicação, melhora a comunicação entre os prestadores de cuidados de saúde e fornece um historial completo da medicação para cada doente. Além disso, as tecnologias de código de barras e de leitura ótica apoiam a gestão do inventário, acompanhando automaticamente a utilização dos medicamentos, as datas de validade e os níveis de stock. As instalações de cuidados de saúde podem utilizar estes dados para otimizar a encomenda de medicamentos, reduzir o desperdício e garantir a disponibilidade de medicamentos quando necessário.

3.7 CONTROLO DA ADESÃO À MEDICAÇÃO:

A monitorização da adesão à medicação é um aspeto crucial dos cuidados de saúde que visa avaliar e melhorar a adesão dos doentes aos regimes de medicação prescritos. Envolve o acompanhamento e a avaliação sistemáticos da adesão dos doentes aos horários, dosagens e instruções da medicação ao longo do tempo. São utilizados vários métodos para monitorizar a adesão à medicação, incluindo o auto-relato do doente, a contagem de comprimidos, registos de recargas de farmácia, dispositivos de monitorização eletrónica e aplicações de adesão. Cada método tem os seus pontos fortes e limitações, e os prestadores de cuidados de saúde utilizam frequentemente uma combinação de abordagens para obter uma compreensão abrangente dos comportamentos de adesão dos doentes. A monitorização da adesão à medicação permite aos prestadores de cuidados de saúde identificar os doentes que podem estar a ter dificuldades em aderir aos medicamentos prescritos. Ao reconhecer os problemas de adesão numa fase inicial, os prestadores de cuidados de saúde podem intervir prontamente para resolver os obstáculos e melhorar a adesão dos doentes. Isto pode envolver a educação do doente, aconselhamento, lembretes de medicação, simplificação dos regimes de medicação ou ajuste dos planos de tratamento para melhor se adequarem às necessidades e preferências dos doentes. Melhorar a adesão à medicação é essencial para otimizar os resultados do tratamento, prevenir a progressão da doença e reduzir os custos dos cuidados de saúde associados a complicações e hospitalizações relacionadas com a medicação. Ao promover a adesão, os prestadores de cuidados de saúde podem ajudar os doentes a obter melhores resultados em termos de saúde, melhorar a sua qualidade de vida e gerir eficazmente as doenças crónicas.

3.8 GESTÃO DA TERAPIA MEDICAMENTOSA (MTM):

A Gestão da Terapêutica Medicamentosa (MTM) é uma abordagem centrada no doente para otimizar a utilização da medicação e melhorar os resultados terapêuticos. Envolve revisões abrangentes da medicação, educação do doente e colaboração entre os prestadores de cuidados de saúde para garantir que os medicamentos são utilizados de forma eficaz, segura e adequada. Um dos principais componentes da MTM é a revisão da medicação efectuada por farmacêuticos ou outros profissionais de saúde qualificados. Estas revisões avaliam o regime de medicação completo de um doente, incluindo medicamentos sujeitos a receita médica, produtos de venda livre, suplementos e remédios à base de plantas. Através das revisões da medicação, os prestadores de cuidados de saúde identificam potenciais interacções medicamentosas, duplicações, efeitos adversos e oportunidades de otimização da medicação. A MTM também se centra na educação e capacitação dos doentes. Os prestadores de cuidados de saúde informam os doentes sobre os seus medicamentos, incluindo técnicas de administração correctas, potenciais efeitos secundários e a importância da adesão aos planos de tratamento. O envolvimento do doente é enfatizado, encorajando-o a participar ativamente nas suas decisões de cuidados de saúde e a assumir a responsabilidade pela gestão da sua medicação. Além disso, a MTM promove a colaboração interdisciplinar entre os prestadores de cuidados de saúde para coordenar eficazmente os cuidados prestados aos doentes. Farmacêuticos, médicos, enfermeiros e outros membros da equipa de cuidados de saúde trabalham em conjunto para desenvolver planos de medicação personalizados, adaptados às necessidades e preferências de cada doente.

3.9REFERÊNCIAS:

- Perini VJ, Vermeulen Jr LC. Comparação de sistemas automatizados de gestão de medicamentos. American Journal of Health-System Pharmacy. 1994 Aug 1;51(15):1883-91.

• Varshney U. Smart medication management system and multiple interventions for medication adherence. Decision Support Systems. 2013 May 1;55(2):538-51.

• Redley B, Botti M. Erros de medicação reportados após a introdução de um sistema eletrónico de gestão de medicação. Journal of Clinical Nursing. 2013 Feb;22(3-4):579-89.

• Zheng WY, Lichtner V, Van Dort BA, Baysari MT. O impacto da introdução de armários de distribuição automática, administração de medicamentos por código de barras e sistemas electrónicos de gestão de medicamentos em circuito fechado nos processos de trabalho e na segurança de medicamentos controlados em hospitais: Uma revisão sistemática. Investigação em Farmácia Social e Administrativa. 2021 May 1;17(5):832-41.

- Van de Vreede M, McGrath A, de Clifford J. Review of medication errors that are new or likely to occur more frequently with electronic medication management systems. Australian Health Review. 2018 May 14;43(3):276- 83.

CAPÍTULO 4: SISTEMAS DE APOIO À DECISÃO CLÍNICA (CDSS)

4.1 INTRODUÇÃO:

Os sistemas de apoio à decisão clínica (CDSS) representam um avanço tecnológico fundamental nos cuidados de saúde modernos, com o objetivo de ajudar os profissionais de saúde a tomar decisões informadas no local de prestação de cuidados. Estes sistemas integram dados específicos dos doentes, conhecimentos médicos e directrizes clínicas para fornecer informações e recomendações accionáveis adaptadas a cada doente. O principal objetivo dos CDSS é melhorar a qualidade, a segurança e a eficiência dos cuidados prestados aos doentes, oferecendo apoio baseado em provas aos prestadores de cuidados de saúde durante os processos de tomada de decisões clínicas. Ao utilizar algoritmos avançados e inteligência artificial, o CDSS pode analisar dados médicos complexos, identificar padrões e gerar recomendações personalizadas para o diagnóstico, tratamento e gestão de várias condições médicas. Os CDSS abrangem uma série de funcionalidades, incluindo a adesão às directrizes clínicas, a gestão da medicação, o apoio ao diagnóstico e mecanismos de alerta para potenciais eventos adversos ou erros de medicação. Estes sistemas podem alertar os prestadores de cuidados de saúde para informações clínicas relevantes, tais como interacções medicamentosas, alertas de alergias e lembretes de cuidados preventivos, promovendo assim a segurança dos doentes e minimizando o risco de erros médicos. Além disso, os CDSS podem facilitar a comunicação interdisciplinar e a colaboração entre os membros da equipa de cuidados de saúde, fornecendo acesso a informações actualizadas sobre os doentes e a ferramentas de tomada de decisões partilhadas. Ao integrarem-se perfeitamente com os registos de saúde electrónicos (EHRs) e outros sistemas de informação de saúde, os CDSS podem simplificar os fluxos de trabalho clínicos, melhorar a acessibilidade dos dados e apoiar a prática baseada em provas.

4.2 TIPOS DE CDSS:

Os sistemas de apoio à decisão clínica (CDSS) existem em vários tipos:

> **CDSS baseado no conhecimento:** Utiliza regras e algoritmos baseados em conhecimentos médicos para fornecer recomendações.

> **CDSS baseado em regras:** aplica regras predefinidas aos dados dos doentes para gerar alertas ou sugestões.

> **CDSS baseado em aprendizagem automática:** aprende com os dados para melhorar a tomada de decisões ao longo do tempo.

> **CDSS integrado:** Combina diferentes tipos, oferecendo uma abordagem abrangente ao apoio à decisão.

Cada tipo tem os seus pontos fortes, sendo que alguns se centram em tarefas específicas, como a gestão da medicação ou o diagnóstico, enquanto outros oferecem um apoio mais geral na tomada de decisões clínicas.

4.3 COMPONENTES DO CDSS:

Os sistemas de apoio à decisão clínica (CDSS) são constituídos por vários componentes-chave que funcionam em conjunto para ajudar os prestadores de cuidados de saúde a tomar decisões clínicas informadas. Estes componentes incluem:

> **Base de conhecimentos:** A base de conhecimentos contém conhecimentos médicos, directrizes clínicas, protocolos e melhores práticas codificados num formato estruturado. Serve como base para gerar recomendações e alertas dentro do CDSS.

> **Motor de inferência:** O motor de inferência é o "cérebro" do CDSS, responsável pelo processamento dos dados do doente, pela aplicação de regras e algoritmos da base de conhecimentos e pela geração de recomendações ou alertas relevantes. Analisa os dados do paciente

para fornecer apoio personalizado à decisão com base no contexto clínico único do indivíduo.

> **Interface do utilizador:** A interface do utilizador é a interface através da qual os prestadores de cuidados de saúde interagem com o CDSS. Apresenta recomendações, alertas e outras informações de uma forma fácil de utilizar, permitindo que os prestadores de cuidados de saúde acedam e interpretem facilmente os resultados do CDSS.

> **Capacidades de integração de dados:** O CDSS integra-se com registos de saúde electrónicos (EHRs), sistemas laboratoriais e outros sistemas de informação de saúde para aceder aos dados dos doentes. Esta integração permite que o CDSS recupere informações clínicas relevantes, tais como dados demográficos do doente, historial médico, resultados laboratoriais e registos de medicação, para informar a tomada de decisões.

> **Mecanismo de feedback:** Alguns CDSS incluem um mecanismo de feedback que permite aos prestadores de cuidados de saúde fornecerem informações sobre a exatidão e a relevância das recomendações do sistema. Este ciclo de feedback ajuda a melhorar o desempenho e a eficácia do CDSS ao longo do tempo, incorporando os contributos dos utilizadores e aperfeiçoando os algoritmos de apoio à decisão.

Ao combinar estes componentes, o CDSS fornece aos prestadores de cuidados de saúde um valioso apoio à decisão, ajudando-os a tomar decisões baseadas em provas e a melhorar os resultados para os doentes.

4.4 ORIENTAÇÕES E PROTOCOLOS CLÍNICOS:

As directrizes e protocolos clínicos são recomendações baseadas em evidências desenvolvidas por organizações de cuidados de saúde ou sociedades profissionais para ajudar os prestadores de cuidados de saúde a prestar cuidados padronizados e de alta qualidade para condições ou procedimentos médicos específicos. Estas directrizes descrevem as melhores práticas de diagnóstico, tratamento e gestão com base nas mais recentes evidências científicas, no consenso de especialistas e na experiência clínica. As directrizes clínicas abrangem normalmente uma vasta gama de tópicos, incluindo a prevenção de doenças, o rastreio, os critérios de diagnóstico, as opções de tratamento, a gestão da medicação, os cuidados de acompanhamento e a educação dos doentes. Foram concebidas para simplificar a tomada de decisões clínicas, promover a consistência na prestação de cuidados e melhorar os resultados dos doentes, assegurando que os prestadores de cuidados de saúde seguem práticas baseadas na evidência. Os protocolos, por outro lado, são instruções específicas, passo a passo, ou algoritmos derivados de directrizes clínicas. Fornecem orientações pormenorizadas sobre a forma de implementar as práticas recomendadas em contextos clínicos, incluindo a sequência de acções, as dosagens, os parâmetros de monitorização e os critérios de escalonamento ou desvio do protocolo padrão. Tanto as directrizes clínicas como os protocolos desempenham um papel crucial nos sistemas de apoio à decisão clínica (CDSS), onde servem de base para gerar recomendações e alertas para os prestadores de cuidados de saúde. Ao integrar as directrizes e os protocolos clínicos nos CDSS, as organizações de cuidados de saúde podem garantir que os prestadores de cuidados de saúde têm acesso à informação mais actualizada e baseada em provas no local de prestação de cuidados, o que conduz a uma maior segurança dos doentes, qualidade dos cuidados e resultados clínicos.

4.5 GESTÃO DA MEDICAÇÃO COM CDSS:

A gestão de medicamentos com Sistemas de Apoio à Decisão Clínica (CDSS) envolve o aproveitamento da tecnologia para otimizar a prescrição, monitorização e administração de medicamentos. Os CDSS oferecem um apoio valioso aos prestadores de cuidados de saúde, garantindo a utilização segura e eficaz de medicamentos para cada doente. Um aspeto fundamental da gestão de medicamentos com CDSS é a seleção de medicamentos. O CDSS pode ajudar os prestadores de cuidados de saúde a escolher os medicamentos adequados com base na condição clínica do doente, no historial médico, nas alergias e noutros factores relevantes. Ao analisar os dados do paciente e aplicar directrizes clínicas, o CDSS pode recomendar os medicamentos mais adequados e os regimes de dosagem adaptados às necessidades individuais do paciente. Além disso, o CDSS desempenha um papel crucial na segurança da medicação, alertando os prestadores de cuidados de saúde para potenciais interacções medicamentosas, contra-indicações e efeitos adversos. Estes alertas ajudam a evitar erros de medicação e acontecimentos adversos com medicamentos, fornecendo avisos atempados e recomendações para terapias alternativas. Além disso, o CDSS apoia a gestão da medicação, facilitando a reconciliação da medicação nas transições de cuidados. Através da integração com os registos de saúde electrónicos (EHRs) e outros sistemas de informação de saúde, CDSS pode assegurar a continuidade da terapia medicamentosa, reconciliando listas de medicamentos, identificando discrepâncias e actualizando os registos de medicação com precisão. Além disso, o CDSS ajuda na monitorização da medicação, fornecendo alertas para monitorização laboratorial, ajustes de dosagem e adesão à medicação. Os prestadores de cuidados de saúde podem utilizar o CDSS para acompanhar a adesão à medicação, monitorizar a resposta ao tratamento e ajustar a terapêutica conforme necessário, com base nos dados do doente em tempo real.

4.6 APOIO AO DIAGNÓSTICO:

O apoio ao diagnóstico fornecido pelos Sistemas de Apoio à Decisão

Clínica (CDSS) é fundamental para ajudar os prestadores de cuidados de saúde a diagnosticar com precisão as condições médicas e a determinar os planos de tratamento adequados. Os CDSS tiram partido dos dados específicos dos doentes, das directrizes clínicas e dos conhecimentos médicos para oferecer recomendações e conhecimentos baseados em provas ao longo do processo de diagnóstico. Um aspeto fundamental do apoio ao diagnóstico é a assistência ao diagnóstico diferencial. O CDSS analisa os dados do doente, incluindo sintomas, historial médico, resultados laboratoriais e estudos imagiológicos, para gerar uma lista de potenciais diagnósticos ordenados por probabilidade. Ao considerar uma vasta gama de possibilidades de diagnóstico e ao incorporar directrizes clínicas, o CDSS ajuda os prestadores de cuidados de saúde a restringir o diagnóstico diferencial e a dar prioridade a uma avaliação diagnóstica mais aprofundada. Além disso, o CDSS ajuda na seleção de testes de diagnóstico, recomendando testes laboratoriais, estudos imagiológicos ou outros procedimentos de diagnóstico adequados com base na apresentação clínica do doente e no diagnóstico suspeito. Estas recomendações ajudam os prestadores de cuidados de saúde a utilizar eficazmente os recursos de diagnóstico, a minimizar os testes desnecessários e a acelerar o processo de diagnóstico. Além disso, o CDSS ajuda na interpretação dos resultados, fornecendo orientações e alertas específicos do contexto para resultados de testes anormais. Os prestadores de cuidados de saúde podem utilizar CDSS para interpretar valores laboratoriais, resultados de imagiologia e outros testes de diagnóstico no contexto da condição clínica do doente, orientando as decisões de gestão subsequentes e o planeamento do tratamento. Além disso, o CDSS apoia a tomada de decisões de diagnóstico, fornecendo acesso a literatura médica actualizada, directrizes clínicas e opiniões de especialistas. Os prestadores de cuidados de saúde podem utilizar CDSS para aceder a informações relevantes e recomendações baseadas em provas para fundamentar o raciocínio e a tomada de decisões de diagnóstico.

4.7 ALERTAS E LEMBRETES:

Os alertas e lembretes são componentes essenciais dos sistemas de apoio à decisão clínica (CDSS) que fornecem notificações atempadas aos prestadores de cuidados de saúde sobre informações críticas, tarefas futuras ou potenciais problemas relacionados com os cuidados prestados aos doentes. Estes alertas e lembretes têm várias finalidades nos contextos de cuidados de saúde, contribuindo para melhorar a segurança dos doentes, a adesão às directrizes e a eficiência do fluxo de trabalho. Uma das principais funções dos alertas e lembretes é notificar os prestadores de cuidados de saúde sobre informações clínicas importantes, como resultados laboratoriais anormais, sinais vitais críticos ou alertas de alergias. Estes alertas levam os prestadores de cuidados de saúde a tomar medidas imediatas, assegurando uma intervenção atempada e prevenindo potenciais eventos adversos. Além disso, os alertas e lembretes ajudam os prestadores de cuidados de saúde a aderir às directrizes clínicas e às melhores práticas, recordando-lhes as acções ou intervenções recomendadas para populações específicas de doentes ou cenários clínicos. Por exemplo, o CDSS pode gerar alertas para medidas de cuidados preventivos, ajustes de dosagem de medicação ou consultas de acompanhamento com base em directrizes e protocolos comprovados. Além disso, os alertas e lembretes apoiam a segurança da medicação, alertando os prestadores de cuidados de saúde para potenciais interacções medicamentosas, alergias ou erros de medicação. Estes alertas levam os prestadores de cuidados de saúde a rever as ordens de medicação, verificar a informação do doente e tomar as precauções necessárias para evitar complicações relacionadas com a medicação. Além disso, os alertas e lembretes contribuem para a eficiência do fluxo de trabalho, automatizando tarefas de rotina, agendando lembretes para consultas ou procedimentos futuros e facilitando a comunicação entre os membros da equipa de cuidados de saúde. Ao simplificar os fluxos de trabalho clínicos e reduzir a carga cognitiva, os alertas e lembretes ajudam os prestadores de cuidados de saúde a concentrarem-se na prestação de cuidados de elevada qualidade aos doentes.

4.8 CONCLUSÃO:

Em conclusão, os sistemas de apoio à decisão clínica (CDSS) representam um avanço fundamental nos cuidados de saúde modernos, oferecendo uma assistência inestimável aos prestadores de cuidados de saúde na tomada de decisões clínicas informadas. Ao aproveitar os dados dos pacientes, as directrizes baseadas em evidências e os conhecimentos médicos, os CDSS melhoram a precisão do diagnóstico, a gestão da medicação e a segurança dos pacientes. Através de alertas, lembretes e recomendações personalizadas, o CDSS simplifica os fluxos de trabalho clínicos, promove a adesão às melhores práticas e, em última análise, melhora os resultados dos pacientes. À medida que a tecnologia continua a evoluir, o CDSS desempenhará um papel cada vez mais importante na otimização da prestação de cuidados de saúde e na melhoria da qualidade, eficiência e cuidados centrados no doente.

4.9 REFERÊNCIAS:

* Belard A, Buchman T, Forsberg J, Potter BK, Dente CJ, Kirk A, Elster E. Precision diagnosis: a view of the clinical decision support systems (CDSS) landscape through the lens of critical care. Jornal de monitorização clínica e computação. 2017 Abr;31:261-71.
* Wasylewicz AT, Scheepers-Hoeks AM. Sistemas de apoio à decisão clínica. Fundamentos da ciência dos dados clínicos. 2019:153-69.
* Muhiyaddin R, Abd-Alrazaq AA, Househ M, Alam T, Shah Z. The impact of clinical decision support systems (CDSS) on physicians: a scoping review. The Importance of Health Informatics in Public

Health during a Pandemic (A importância da informática na saúde pública durante uma pandemia). 2020:470-3.

- Berner ES. Clinical decision support systems. New York: Springer Science+ Business Media, LLC; 2007.

- Berner ES, La Lande TJ. Overview of clinical decision support systems (Visão geral dos sistemas de apoio à decisão clínica). Sistemas de apoio à decisão clínica: Teoria e prática. 2016:1-7.

- Bright TJ, Wong A, Dhurjati R, Bristow E, Bastian L, Coeytaux RR, Samsa G, Hasselblad V, Williams JW, Musty MD, Wing L. Effect of clinical decision-support systems: a systematic review. Annals of internal medicine. 2012 Jul 3;157(1):29-43.

- Teufel A, Binder H. Sistemas de apoio à decisão clínica. Medicina visceral. 2021 Dec 6;37(6):491-8.

- Dinevski D, Bele U, Sarenac T, Rajkovic U, Sustersic O. Sistemas de apoio à decisão clínica. Técnicas e aplicações de telemedicina. 2011 Jun 20:185-210.

CAPÍTULO 5: ANÁLISE DE DADOS DE FARMÁCIA

5.1 INTRODUÇÃO:

A análise de dados de farmácia está na vanguarda da revolução do panorama da prática farmacêutica, oferecendo um poderoso conjunto de ferramentas para os farmacêuticos e as organizações de cuidados de saúde aproveitarem a vasta quantidade de dados disponíveis para conduzir a uma tomada de decisões informada, melhorar os cuidados aos doentes e otimizar a eficiência operacional. No atual ambiente de cuidados de saúde orientado para os dados, a análise de dados de farmácia desempenha um papel fundamental na extração de informações valiosas de diversas fontes de dados, incluindo registos de prescrição, dados demográficos dos doentes, resultados clínicos e métricas operacionais. Na sua essência, a análise de dados de farmácia envolve a análise sistemática de dados relacionados com a farmácia para descobrir padrões, tendências e correlações que podem informar estratégias e intervenções baseadas em provas. Ao utilizar técnicas analíticas avançadas, como a extração de dados, a modelação preditiva e a aprendizagem automática, os profissionais de farmácia podem obter informações mais aprofundadas sobre os padrões de utilização de medicamentos, os comportamentos de adesão dos doentes, os riscos de segurança dos medicamentos e os resultados dos cuidados de saúde. Além disso, a análise de dados farmacêuticos permite que os farmacêuticos adaptem intervenções e serviços para atender às necessidades exclusivas dos pacientes e das comunidades que atendem. Desde a identificação de populações de doentes de alto risco até à otimização de programas de gestão da terapêutica medicamentosa, a análise de dados de farmácia permite aos farmacêuticos prestar cuidados personalizados e melhorar os resultados dos doentes. Além disso, a análise de dados de farmácia tem implicações significativas para a otimização operacional nas farmácias. Ao analisar os níveis de inventário, as taxas de preenchimento de prescrições, a eficiência do fluxo de trabalho e as métricas do ciclo de receitas, os líderes de farmácia podem identificar oportunidades de melhoria de processos, atribuição de recursos e contenção de custos.

5.2 ANÁLISE DA UTILIZAÇÃO DE MEDICAMENTOS (DUR):

A Revisão da Utilização de Medicamentos (DUR) é uma componente crítica da prática farmacêutica que tem como objetivo garantir a utilização segura e adequada dos medicamentos. Envolve a avaliação sistemática dos padrões de utilização de medicamentos sujeitos a receita médica para identificar potenciais problemas, como interacções medicamentosas, duplicações, dosagens inadequadas e duplicações terapêuticas. Ao tirar partido da análise de dados da farmácia, os prestadores de cuidados de saúde podem realizar verificações DUR abrangentes para aumentar a segurança dos medicamentos e otimizar os resultados da terapia. A análise de dados de farmácia permite a monitorização em tempo real dos perfis de medicação dos doentes, permitindo que os prestadores de cuidados de saúde identifiquem e reduzam os potenciais riscos associados à utilização de medicamentos. Através da DUR, os farmacêuticos podem avaliar a adequação da medicação, a adesão às directrizes clínicas e os factores específicos do doente para otimizar os regimes terapêuticos e melhorar os resultados dos doentes. Além disso, as DUR desempenham um papel vital no apoio aos programas de gestão da terapêutica medicamentosa, identificando oportunidades de intervenção, educação do doente e otimização da medicação. Os farmacêuticos podem utilizar os resultados das DUR para colaborar com os prescritores e os doentes no desenvolvimento de planos de medicação personalizados, adaptados às necessidades e preferências individuais. Em geral, o DUR aumenta a segurança da medicação, reduz o risco de eventos adversos a medicamentos e promove práticas de prescrição baseadas em evidências. Ao utilizar a análise de dados da farmácia para efetuar verificações DUR, os prestadores de cuidados de saúde podem garantir a utilização segura e eficaz dos medicamentos, conduzindo, em última análise, a uma melhoria da qualidade e dos resultados dos cuidados prestados aos doentes.

5.3 OPTIMIZAÇÃO DA GESTÃO DO INVENTÁRIO:

A otimização da gestão do inventário é um aspeto crucial das operações da farmácia que se concentra em garantir a utilização eficiente dos recursos, mantendo níveis adequados de fornecimento de medicamentos. Ao tirar partido da análise de dados de farmácia, as farmácias podem otimizar os processos de gestão de inventário, minimizar o desperdício e melhorar a eficiência operacional. A análise de dados de farmácia permite às farmácias analisar os padrões de utilização de medicamentos, prever a procura e monitorizar o inventário níveis em tempo real. Ao tirar partido dos dados históricos e das técnicas de modelação preditiva, as farmácias podem antecipar as flutuações da procura, identificar tendências e otimizar os níveis de inventário em conformidade. Esta abordagem proactiva ajuda as farmácias a evitar rupturas de stock, a reduzir o excesso de inventário e a minimizar os custos de transporte. Além disso, a análise de dados de farmácia facilita a identificação de inventário lento ou obsoleto, permitindo que as farmácias implementem estratégias como a racionalização do inventário, compras a granel ou negociações com fornecedores para reduzir os custos e melhorar as taxas de rotação do inventário. Além disso, as farmácias podem tirar partido das informações baseadas em dados para otimizar as configurações de armazenamento e de prateleiras, melhorar os processos de cumprimento de encomendas e minimizar os erros de manuseamento e de distribuição. Além disso, a análise de dados farmacêuticos permite às farmácias monitorizar as datas de validade dos medicamentos, rodar o stock de forma eficaz e minimizar o risco de desperdício de medicamentos. Ao implementar alertas e lembretes automáticos para medicamentos que expiram, as farmácias podem gerir proactivamente a expiração do inventário, reduzir o desperdício e garantir a segurança dos medicamentos.

5.4 ANÁLISE DOS RESULTADOS CLÍNICOS:

A análise dos resultados clínicos é uma componente vital da análise de dados da farmácia que se centra na avaliação do impacto das terapias medicamentosas nos resultados de saúde dos doentes. Ao utilizar dados de várias fontes, como registos de saúde electrónicos, dados de pedidos de reembolso e registos de doentes, as farmácias podem avaliar a eficácia, a segurança e a relação custo-eficácia das intervenções medicamentosas. A análise de dados farmacêuticos permite às farmácias analisar os dados clínicos e os resultados dos doentes para avaliar a eficácia das terapias medicamentosas no mundo real. Ao comparar os resultados clínicos antes e depois do início da medicação, as farmácias podem avaliar a eficácia do tratamento, a adesão e a satisfação do doente. Esta análise ajuda a identificar oportunidades para otimizar a gestão da terapêutica medicamentosa e melhorar a qualidade dos cuidados prestados aos doentes. Além disso, a análise dos resultados clínicos permite às farmácias avaliar a segurança da medicação através da monitorização de reacções adversas a medicamentos, erros de medicação e outras complicações relacionadas com a medicação. Ao identificar os problemas de segurança dos medicamentos, as farmácias podem implementar intervenções para reduzir os riscos e aumentar a segurança dos doentes. Além disso, a análise dos resultados clínicos desempenha um papel crucial na avaliação do impacto económico das terapias medicamentosas. Ao analisar a utilização dos cuidados de saúde, os custos e a utilização de recursos associados à utilização de medicamentos, as farmácias podem avaliar a relação custo-eficácia das diferentes opções de tratamento e informar a tomada de decisões relativamente à seleção de medicamentos e às estratégias de reembolso.

5.5 SEGMENTAÇÃO E SELECÇÃO DE DOENTES:

A segmentação e direcionamento de doentes utilizando a análise de dados de farmácia é uma abordagem estratégica para adaptar as intervenções de cuidados de saúde às necessidades específicas de diferentes populações de doentes. Ao analisar os dados dos doentes, incluindo dados demográficos, características clínicas, padrões de utilização de medicamentos e métricas de utilização dos cuidados de saúde, as farmácias podem identificar segmentos de doentes distintos e desenvolver estratégias direccionadas para responder às suas necessidades específicas. A análise de dados de farmácia permite às farmácias segmentar as populações de doentes com base em vários critérios, como o estado das doenças crónicas, os níveis de adesão à medicação, os factores de risco e os padrões de utilização dos cuidados de saúde. Ao agrupar doentes com características semelhantes, as farmácias podem compreender melhor as suas necessidades e preferências e adaptar as intervenções para satisfazer as suas necessidades específicas. Uma vez identificados os segmentos de doentes, as farmácias podem desenvolver intervenções direccionadas para responder às necessidades específicas de cada segmento. Estas intervenções podem incluir programas personalizados de gestão da terapêutica medicamentosa, serviços de apoio à adesão, intervenções de gestão da doença e iniciativas de educação para a saúde. Ao direcionar as intervenções para segmentos específicos de doentes, as farmácias podem maximizar o impacto das suas intervenções e melhorar os resultados dos doentes. Além disso, a análise de dados farmacêuticos permite às farmácias avaliar a eficácia das intervenções direccionadas e aperfeiçoar as suas estratégias ao longo do tempo. Ao analisar os resultados dos doentes, as taxas de adesão à medicação e as métricas de utilização dos cuidados de saúde, as farmácias podem avaliar o impacto das suas intervenções e tomar decisões baseadas em dados para otimizar os cuidados dos doentes.

5.6 DETECÇÃO DE FRAUDES, DESPERDÍCIOS E ABUSOS:

A deteção de fraude, desperdício e abuso é um aspeto crítico da análise de dados de farmácia que visa identificar e mitigar práticas impróprias no sistema de saúde. Ao tirar partido de técnicas e algoritmos analíticos avançados, as farmácias podem analisar grandes volumes de dados para detetar padrões, anomalias e actividades suspeitas indicativas de comportamento fraudulento ou abusivo. A análise de dados de farmácia permite às farmácias monitorizar vários aspectos das transacções de cuidados de saúde, incluindo padrões de prescrição, dados de pedidos de reembolso, práticas de faturação e tendências de utilização. Ao compararem os dados com os padrões e normas estabelecidos, as farmácias podem identificar valores atípicos, inconsistências e irregularidades que podem justificar uma investigação mais aprofundada. Exemplos comuns de actividades fraudulentas que a análise de dados de farmácia pode ajudar a detetar incluem desvio de medicamentos sujeitos a receita médica, faturação de serviços não prestados, upcoding e subornos. Além disso, a análise de dados de farmácia pode identificar casos de desperdício, como testes ou procedimentos de diagnóstico desnecessários, prescrição excessiva de medicamentos e utilização inadequada de recursos de cuidados de saúde. Ao detetar a fraude, o desperdício e o abuso, as farmácias podem proteger a segurança dos doentes, salvaguardar os recursos de cuidados de saúde e garantir a conformidade com os requisitos regulamentares. Além disso, as iniciativas de deteção de fraude, desperdício e abuso contribuem para reduzir os custos dos cuidados de saúde, melhorar a eficiência da prestação de cuidados de saúde e manter a integridade do sistema de saúde.

5.7 CONTROLO DA CONFORMIDADE E RELATÓRIOS REGULAMENTARES:

A monitorização da conformidade e os relatórios regulamentares são componentes essenciais das operações da farmácia que asseguram o cumprimento dos requisitos legais, as taxas de adesão à medicação de qualidade e as métricas de utilização dos cuidados de saúde. As farmácias podem avaliar o impacto das suas intervenções e tomar decisões baseadas em dados para otimizar os cuidados aos doentes.

5.8 DETECÇÃO DE FRAUDES, DESPERDÍCIOS E ABUSOS:

A deteção de fraude, desperdício e abuso é um aspeto crítico da análise de dados de farmácia que visa identificar e mitigar práticas impróprias no sistema de saúde. Ao tirar partido de técnicas e algoritmos analíticos avançados, as farmácias podem analisar grandes volumes de dados para detetar padrões, anomalias e actividades suspeitas indicativas de comportamento fraudulento ou abusivo. A análise de dados de farmácia permite às farmácias monitorizar vários aspectos das transacções de cuidados de saúde, incluindo padrões de prescrição, dados de pedidos de reembolso, práticas de faturação e tendências de utilização. Ao compararem os dados com os padrões e normas estabelecidos, as farmácias podem identificar valores atípicos, inconsistências e irregularidades que podem justificar uma investigação mais aprofundada. Exemplos comuns de actividades fraudulentas que a análise de dados de farmácia pode ajudar a detetar incluem desvio de medicamentos sujeitos a receita médica, faturação de serviços não prestados, upcoding e subornos. Além disso, a análise de dados de farmácia pode identificar casos de desperdício, como testes ou procedimentos de diagnóstico desnecessários, prescrição excessiva de medicamentos e utilização inadequada de recursos de cuidados de saúde. Ao detetar a fraude, o desperdício e o abuso, as farmácias podem proteger a segurança dos doentes, salvaguardar os recursos de cuidados de saúde e garantir a conformidade com os requisitos regulamentares. Além disso, as iniciativas de deteção de fraude, desperdício e abuso contribuem para reduzir os custos dos cuidados de saúde, melhorar a eficiência da prestação de cuidados de saúde e manter a integridade do sistema de saúde.

5.9 CONTROLO DA CONFORMIDADE E RELATÓRIOS REGULAMENTARES:

A monitorização da conformidade e os relatórios regulamentares são componentes essenciais das operações farmacêuticas que garantem a adesão aos requisitos legais, às **normas** de qualidade e aos regulamentos do sector. A análise de dados de farmácia desempenha um papel crucial na facilitação da monitorização da conformidade e da elaboração de relatórios regulamentares, fornecendo informações sobre a adesão aos requisitos regulamentares, identificando áreas de não conformidade e simplificando os processos de elaboração de relatórios. A análise de dados de farmácia permite às farmácias seguir e monitorizar várias métricas de conformidade, incluindo normas de segurança de medicamentos, programas de monitorização de substâncias controladas e obrigações de comunicação. Ao analisar dados de registos de saúde electrónicos, bases de dados de prescrição e sistemas de reclamações, as farmácias podem avaliar a conformidade com os requisitos regulamentares e identificar áreas a melhorar. Além disso, a análise de dados de farmácia ajuda as farmácias a gerar relatórios regulamentares com precisão e eficiência. Ao automatizar os processos de extração, agregação e análise de dados, as farmácias podem simplificar os fluxos de trabalho de elaboração de relatórios e garantir a apresentação atempada de relatórios regulamentares às autoridades reguladoras. Além disso, a monitorização da conformidade e os relatórios regulamentares utilizando a análise de dados da farmácia contribuem para melhorar a segurança dos doentes, minimizar as responsabilidades legais e financeiras e manter a integridade das operações da farmácia. Ao identificar e resolver proactivamente as questões de conformidade, as farmácias podem reduzir os riscos, melhorar a eficiência operacional e criar confiança junto dos doentes e das agências reguladoras.

5.8 CONCLUSÃO:

A análise de dados de farmácia oferece às farmácias um poderoso conjunto de ferramentas para otimizar os cuidados aos doentes, melhorar a eficiência operacional e garantir a conformidade regulamentar. Ao tirar partido das informações baseadas em dados, as farmácias podem melhorar a segurança dos medicamentos, otimizar a gestão do inventário, melhorar os resultados clínicos e prestar cuidados personalizados aos doentes. À medida que as farmácias continuarem a adotar a análise de dados, estarão melhor posicionadas para prosperar num panorama de cuidados de saúde em rápida evolução, impulsionar a inovação e obter melhores resultados de saúde para os doentes.

5.9 REFERÊNCIAS:

- Hernandez I, Zhang Y. Utilizar a análise preditiva e os grandes dados para otimizar os resultados farmacêuticos. Jornal Americano de Farmácia de Sistema. 2017 Sep 15;74(18):1494-500.

- Sohrabi B, Raeesi Vanani I, Nikaein N, Kakavand S. A predictive analytics of physicians prescription and pharmacies sales correlation using data mining. Jornal Internacional de Marketing Farmacêutico e de Cuidados de Saúde. 2019 Aug 12;13(3):346-63.

- Nguyen A, Lamouri S, Pellerin R, Tamayo S, Lekens B. Data analytics in pharmaceutical supply chains: state of the art, opportunities, and challenges. Jornal Internacional de Pesquisa de Produção. 2022 Nov 17;60(22):6888-907.

- Yi WM, Bernstein A, Vest MH, Colmenares EW, Francart S. Role of pharmacy analytics in creating a data-driven culture for frontline management. Farmácia Hospitalar. 2021 Oct;56(5):495-500.

- Flynn AJ, Stevenson JG. The future of data, analytics, and information technology (O futuro dos dados, da análise e da tecnologia da informação). Jornal Americano de Farmácia do Sistema de Saúde. 2018 Jan 15;75(2):31-5.

- Wolfe A, Hess L, La MK, Pappas AL, Moore R, Granko R, Daniels R. Strategy for pharmacy data management. American Journal of HealthSystem Pharmacy. 2017 Jan 15;74(2):79-85.

- Papanagnou CI, Matthews-Amune O. Um modelo de estimativa para a demanda de medicamentos para hipertensão em farmácias de varejo com o auxílio de análises de big data. In2017 IEEE 19th Conference on Business Informatics (CBI) 2017 Jul 24 (Vol. 1, pp. 463-470). IEEE.

- Del Rio-Bermudez C, Medrano IH, Yebes L, Poveda JL. Rumo a uma relação simbiótica entre big data, inteligência artificial e farmácia hospitalar. Jornal de política e prática farmacêutica. 2020 Nov 9;13(1):75.

- Stokes LB, Rogers JW, Hertig JB, Weber RJ. Big data: implicações para a farmácia do sistema de saúde. Hospital pharmacy. 2016 Jul;51(7):599-603.

CAPÍTULO 6: TELE-FARMÁCIA E CONTROLO REMOTO DA MEDICAÇÃO

6.1 INTRODUÇÃO:

A tele-farmácia e a monitorização remota da medicação representam dois pilares pioneiros dos cuidados de saúde modernos, fundindo os avanços tecnológicos com a experiência farmacêutica para revolucionar os cuidados aos doentes. Num mundo em que a acessibilidade aos serviços de saúde não é uniforme, estas inovações colmatam as lacunas geográficas, garantindo que mesmo as comunidades mais remotas recebem cuidados farmacêuticos e gestão de medicamentos de qualidade. A tele-farmácia, na sua essência, incorpora a convergência dos serviços de telecomunicações e de farmácia. Através desta abordagem, os farmacêuticos transcendem as fronteiras físicas, oferecendo consultas, gestão da terapia medicamentosa e aconselhamento através de plataformas virtuais. Os doentes, independentemente da sua localização, podem interagir com os farmacêuticos em tempo real, recebendo orientações personalizadas sobre a utilização de medicamentos, potenciais interacções e estratégias de adesão. Além disso, a tele-farmácia estende o seu alcance para além da mera consulta, incorporando frequentemente serviços de entrega de medicamentos, assegurando um acesso sem descontinuidades a medicamentos essenciais. A complementar a tele-farmácia está o conceito de monitorização remota da medicação, que assenta na integração de dispositivos inteligentes e na análise de dados na prestação de cuidados de saúde. Através da utilização de sensores portáteis, dispensadores de comprimidos inteligentes e aplicações móveis, os doentes podem monitorizar a ingestão de medicamentos e os sinais vitais a partir do conforto das suas casas. Estes dados são depois transmitidos de forma segura aos prestadores de cuidados de saúde, permitindo a monitorização em tempo real da adesão à medicação e dos parâmetros de saúde. A monitorização remota da medicação não só facilita a deteção precoce de desvios aos regimes prescritos, como também permite que os prestadores de cuidados de saúde intervenham prontamente, minimizando assim os resultados adversos e optimizando a eficácia do tratamento. A fusão da tele-farmácia e da monitorização remota da medicação anuncia uma nova era de cuidados centrados no doente, caracterizada por uma maior acessibilidade, intervenções personalizadas e melhores resultados em termos de saúde. No entanto, como acontece com qualquer tecnologia transformadora, é necessário enfrentar desafios como as preocupações com a privacidade, a conformidade regulamentar e as barreiras tecnológicas para concretizar todo o potencial destas inovações na prestação de cuidados de saúde. No entanto, a sua promessa de alargar o alcance dos cuidados farmacêuticos e de promover a capacitação dos doentes sublinha a sua importância na definição do futuro dos cuidados de saúde.

6.2 INFRA-ESTRUTURAS TECNOLÓGICAS:

A infraestrutura tecnológica é a espinha dorsal da tele-farmácia e da monitorização remota da medicação, fornecendo a estrutura necessária para apoiar a comunicação, a transmissão de dados e a integração com os sistemas de saúde. Uma infraestrutura tecnológica sólida garante a prestação fiável e segura de serviços de cuidados farmacêuticos aos doentes, independentemente da sua localização geográfica.

> **Sistemas de telecomunicações:** A conetividade à Internet de alta velocidade e as redes de telecomunicações são essenciais para facilitar a comunicação em tempo real entre farmacêuticos, prestadores de cuidados de saúde e doentes. Estes sistemas permitem a realização de videoconferências, mensagens seguras e teleconsultas, permitindo que os farmacêuticos prestem cuidados farmacêuticos personalizados à distância.

> **Transmissão segura de dados:** Garantir a segurança e a

privacidade dos dados dos doentes é fundamental na tele-farmácia e na monitorização remota da medicação. Os protocolos de transmissão segura de dados, como a encriptação e a tecnologia SSL (Secure Socket Layer), protegem as informações sensíveis transmitidas entre doentes, farmacêuticos e prestadores de cuidados de saúde. O cumprimento de regulamentos como o Health Insurance Portability and Accountability Act (HIPAA) nos Estados Unidos é fundamental para salvaguardar a confidencialidade dos doentes.

➢ **Integração de registos de saúde electrónicos (EHRs):** A integração perfeita com os sistemas de registos de saúde electrónicos permite que os farmacêuticos acedam ao historial clínico dos doentes, às listas de medicamentos e às notas clínicas durante as teleconsultas. A interoperabilidade entre as plataformas de tele-farmácia e os sistemas de registos de saúde electrónicos aumenta a eficiência, a precisão e a continuidade dos cuidados, fornecendo informações completas sobre os doentes no local de atendimento.

➢ **Dispositivos de monitorização remota:** A monitorização remota da medicação baseia-se na utilização de dispositivos e sensores inteligentes para monitorizar a adesão à medicação e os parâmetros de saúde dos doentes. Estes dispositivos, tais como dispensadores de comprimidos inteligentes, rastreadores de atividade portáteis e aplicações de saúde móveis, recolhem dados em tempo real sobre a ingestão de medicamentos, sinais vitais e sintomas, que são transmitidos em segurança aos prestadores de cuidados de saúde para análise e intervenção.

➢ **Infraestrutura de computação em nuvem:** A infraestrutura de computação em nuvem fornece armazenamento escalável e capacidades de processamento para gerir grandes quantidades de dados gerados por sistemas de tele-farmácia e de monitorização remota da medicação. As soluções baseadas na nuvem oferecem flexibilidade, acessibilidade e redundância, garantindo um acesso ininterrupto aos serviços de cuidados farmacêuticos e aos dados dos doentes.

6.3 QUADRO REGULAMENTAR:

O quadro regulamentar que envolve a tele-farmácia e a monitorização remota da medicação desempenha um papel crucial para garantir a segurança, a privacidade e a qualidade dos cuidados prestados aos doentes. Os organismos reguladores e as directrizes fornecem normas e requisitos que regem a prática da tele-farmácia e da monitorização remota da medicação, abordando questões de licenciamento, privacidade, segurança e reembolso. Os requisitos de licenciamento para os farmacêuticos que se dedicam à tele-farmácia variam consoante a jurisdição e podem exigir certificações adicionais ou formação específica para a prática à distância. Os organismos reguladores, como as direcções estaduais de farmácia ou as autoridades nacionais de saúde, estabelecem directrizes para garantir que os farmacêuticos que prestam serviços de tele-farmácia cumprem as normas de competência e aderem aos códigos de conduta profissional. Os regulamentos de privacidade, como a Lei de Portabilidade e Responsabilidade dos Seguros de Saúde (HIPAA) nos Estados Unidos ou o Regulamento Geral de Proteção de Dados (GDPR) na União Europeia, exigem protocolos rigorosos para salvaguardar as informações dos doentes transmitidas e armazenadas durante as interacções de tele-farmácia. A conformidade com esses regulamentos é essencial para proteger a confidencialidade do paciente e impedir o acesso não autorizado ou a divulgação de dados confidenciais. Além disso, as políticas de reembolso e a cobertura dos seguros para os serviços de tele-farmácia e de monitorização remota da medicação variam consoante os sistemas de saúde e as entidades pagadoras. As agências reguladoras e os decisores políticos poderão ter de abordar as barreiras ao reembolso e estabelecer estruturas de pagamento equitativas para incentivar a adoção de iniciativas de tele-farmácia e monitorização remota da medicação por parte dos prestadores de cuidados de saúde e das seguradoras.

6.4 SEGURANÇA E PRIVACIDADE DOS DADOS:

A segurança e a privacidade dos dados são considerações fundamentais na tele-farmácia e na monitorização remota da medicação para proteger as informações sensíveis dos doentes contra o acesso não autorizado, violações ou utilização indevida. A implementação de medidas de segurança robustas e a adesão aos regulamentos de privacidade são essenciais para manter a confiança dos pacientes e a conformidade com os requisitos legais. As técnicas de encriptação, como a norma de encriptação avançada (AES) e a tecnologia Secure Socket Layer (SSL), são utilizadas para encriptar os dados transmitidos entre doentes, farmacêuticos e prestadores de cuidados de saúde durante as teleconsultas e as sessões de monitorização remota. Ao encriptar os dados, as informações sensíveis, como os registos de saúde dos doentes, as listas de medicação e os registos de comunicação, são protegidas contra interceção ou adulteração. Os controlos de acesso e os mecanismos de autenticação restringem o acesso não autorizado aos dados dos doentes nas plataformas de tele-farmácia e nos sistemas de monitorização remota. Os métodos de autenticação do utilizador, incluindo palavras-passe, verificação biométrica e autenticação multifactor, verificam a identidade dos indivíduos que acedem ao sistema e impedem a entrada de utilizadores não autorizados. As práticas de armazenamento seguro de dados garantem que as informações dos pacientes são armazenadas em conformidade com os requisitos regulamentares e as melhores práticas do sector. As soluções de armazenamento baseadas na nuvem com capacidades de encriptação em repouso oferecem um armazenamento escalável e resiliente para gerir grandes volumes de dados dos doentes, mantendo a confidencialidade e a integridade. A conformidade com os regulamentos de privacidade, como o Health Insurance Portability and Accountability Act (HIPAA) nos Estados Unidos ou o General Data Protection Regulation (GDPR) na União Europeia, é essencial para proteger os direitos de privacidade dos pacientes e evitar sanções legais. As plataformas de tele-farmácia e de monitorização remota da medicação devem cumprir estes regulamentos através da implementação de políticas de privacidade, da obtenção do consentimento do doente para a recolha e partilha de dados e da implementação de planos de resposta a violações de dados para mitigar os riscos. Auditorias regulares, avaliações de vulnerabilidade e formação em segurança para o pessoal envolvido na tele-farmácia e na monitorização remota da medicação são essenciais para identificar e resolver proactivamente as vulnerabilidades de segurança. Ao dar prioridade à segurança e à privacidade dos dados, as iniciativas de tele-farmácia e de monitorização remota da medicação podem criar confiança junto dos doentes e dos prestadores de cuidados de saúde, garantindo a confidencialidade e a integridade das informações dos doentes ao longo de todo o processo de prestação de cuidados de saúde.

6.5 INTEGRAÇÃO COM O ECOSSISTEMA DE CUIDADOS DE SAÚDE:

A integração com o ecossistema de cuidados de saúde mais alargado é fundamental para que as iniciativas de tele-farmácia e de monitorização remota da medicação maximizem o seu impacto nos cuidados aos doentes e simplifiquem a colaboração entre os prestadores de cuidados de saúde. A integração perfeita permite a interoperabilidade entre plataformas de tele-farmácia, registos de saúde electrónicos (EHRs), sistemas de gestão de farmácias e outras tecnologias de cuidados de saúde, facilitando a troca de dados, a coordenação de cuidados e a continuidade dos cuidados. A integração com os sistemas EHR permite que os farmacêuticos e os prestadores de cuidados de saúde acedam a informações exaustivas sobre os doentes, incluindo histórias clínicas, listas de medicação, alergias e resultados laboratoriais, durante as teleconsultas e as actividades de gestão da medicação. Ao tirar partido dos dados dos sistemas de informação farmacêutica, os farmacêuticos podem tomar decisões informadas, identificar potenciais interacções medicamentosas e garantir a segurança dos doentes, tendo em conta o perfil de saúde completo do doente. A integração do sistema de gestão de farmácias permite que as plataformas de tele-farmácia optimizem a distribuição de medicamentos, a gestão de inventários e os fluxos de trabalho de processamento de receitas. A integração com sistemas de prescrição eletrónica (e-prescribing) permite que os farmacêuticos recebam prescrições electrónicas diretamente dos prestadores de cuidados de saúde, reduzindo os erros e melhorando a adesão à medicação através do cumprimento atempado das prescrições. As ferramentas de colaboração e as plataformas de comunicação facilitam a comunicação interdisciplinar e a coordenação de cuidados entre farmacêuticos, médicos, enfermeiros e outros profissionais de saúde. As capacidades de mensagens seguras, videoconferência e teleconsulta permitem a comunicação em tempo real, a consulta e a colaboração em planos de cuidados do doente, ajustes de medicação e consultas de acompanhamento. A integração com dispositivos de monitorização remota e sensores portáteis permite aos farmacêuticos monitorizar remotamente a adesão à medicação, os sinais vitais e os resultados de saúde dos doentes. Ao receber dados em tempo real destes dispositivos, os farmacêuticos podem intervir prontamente, ajustar os regimes de medicação e fornecer feedback atempado aos doentes, melhorando a adesão à medicação e os resultados de saúde.

6.6 RESULTADOS E EFICÁCIA:

A avaliação dos resultados e da eficácia das iniciativas de tele-farmácia e de monitorização remota da medicação é essencial para avaliar o seu impacto nos cuidados prestados aos doentes, na gestão da medicação e na prestação de cuidados de saúde. Podem ser utilizados vários indicadores-chave para medir o sucesso destas iniciativas:

> **Adesão à medicação:** A monitorização das alterações nas taxas de adesão à medicação antes e depois da implementação da tele-farmácia e da monitorização remota da medicação pode avaliar a eficácia destas intervenções na melhoria da adesão dos doentes aos regimes prescritos.

> **Resultados de saúde:** O acompanhamento das alterações nos resultados de saúde dos doentes, como os indicadores de gestão da doença, as taxas de readmissão hospitalar e as visitas ao serviço de urgência, fornece informações sobre o impacto da tele-farmácia e da monitorização remota da medicação na saúde e no bem-estar dos doentes.

> **Satisfação dos doentes:** Inquéritos, entrevistas e mecanismos de feedback podem avaliar a satisfação dos doentes com os serviços de tele-farmácia, incluindo a conveniência, a acessibilidade e a perceção da qualidade dos cuidados.

> **Utilização dos cuidados de saúde:** A análise das alterações nos padrões de utilização dos cuidados de saúde, tais como hospitalizações relacionadas com medicamentos, consultas médicas e taxas de recarga de medicamentos, pode identificar potenciais poupanças de custos e otimização dos recursos de saúde resultantes de intervenções de tele-farmácia e monitorização remota de medicamentos.

> **Eficiência clínica**: A avaliação da eficiência dos processos de tele-

farmácia e de monitorização remota da medicação, como o tempo de processamento da prescrição, a precisão da reconciliação da medicação e a carga de trabalho do farmacêutico, pode identificar oportunidades de otimização do fluxo de trabalho e de melhoria da qualidade.

Ao avaliar sistematicamente estes resultados e métricas de eficácia, as partes interessadas podem avaliar a proposta de valor das iniciativas de tele-farmácia e monitorização remota da medicação, identificar áreas a melhorar e informar a futura tomada de decisões relativamente à atribuição de recursos, expansão do programa e desenvolvimento de políticas. Em última análise, a demonstração de resultados positivos e de eficácia é crucial para angariar apoio, investimento e adoção destas abordagens inovadoras de cuidados de saúde em diversos contextos clínicos.

6.7 RELAÇÃO CUSTO-EFICÁCIA E CONSIDERAÇÕES FINANCEIRAS:

A avaliação da relação custo-eficácia e das considerações financeiras das iniciativas de tele-farmácia e de monitorização remota da medicação é essencial para que as organizações de cuidados de saúde, as entidades pagadoras e os decisores políticos tomem decisões informadas sobre a afetação de recursos, as estratégias de reembolso e a sustentabilidade. Vários factores influenciam a relação custo-eficácia destas iniciativas:

> **Investimento inicial:** As iniciativas de tele-farmácia e monitorização remota da medicação requerem investimentos iniciais em infra-estruturas tecnológicas, desenvolvimento de software, formação e implementação. A avaliação dos custos iniciais e do potencial retorno do investimento (ROI) ajuda as partes interessadas a justificar a afetação de recursos e a avaliar a viabilidade da implementação destas iniciativas.

➢ **Custos operacionais:** Os custos operacionais contínuos, incluindo despesas com pessoal, manutenção, taxas de licenciamento e despesas de telecomunicações, contribuem para o custo total dos programas de tele-farmácia e monitorização remota da medicação. A otimização dos fluxos de trabalho operacionais, o aproveitamento de economias de escala e a negociação de contratos com fornecedores podem ajudar a reduzir estes custos e a melhorar a relação custo-eficácia.

➢ **Utilização e poupança dos cuidados de saúde:** A análise das alterações nos padrões de utilização dos cuidados de saúde e dos custos associados, tais como hospitalizações relacionadas com medicamentos, visitas a serviços de urgência e despesas de saúde evitáveis, fornece informações sobre potenciais poupanças de custos resultantes de uma melhor adesão à medicação e dos resultados em termos de saúde. As análises de custo-eficácia que comparam os custos das intervenções de tele-farmácia com os modelos de cuidados tradicionais podem quantificar o impacto económico e informar a tomada de decisões.

➢ **Modelos de reembolso:** Compreender os mecanismos e as taxas de reembolso dos serviços de tele-farmácia e de monitorização remota da medicação é essencial para a sustentabilidade e viabilidade financeiras. A defesa de políticas de reembolso que reconheçam o valor destes serviços, alinhem os incentivos com os resultados desejados e proporcionem uma compensação adequada aos prestadores pode incentivar a adoção e a expansão de iniciativas de tele-farmácia.

➢ **Retorno do investimento (ROI):** A avaliação do ROI das iniciativas de tele-farmácia e monitorização remota da medicação envolve a comparação dos benefícios financeiros , como a poupança de custos, a geração de receitas e a melhoria da eficiência, com o investimento inicial e os custos operacionais. A demonstração de um ROI positivo reforça a justificação comercial para a implementação da tele-farmácia e incentiva o investimento e a expansão contínuos.

Através da realização de análises de custo-eficácia abrangentes e da consideração das implicações financeiras, as partes interessadas podem tomar decisões informadas relativamente à implementação, escalabilidade e sustentabilidade das iniciativas de tele-farmácia e monitorização remota da medicação. O investimento em soluções rentáveis que dêem prioridade aos resultados dos doentes, à qualidade dos cuidados e à sustentabilidade financeira pode impulsionar a criação de valor e a inovação na prestação de cuidados farmacêuticos.

6.8 CONCLUSÃO:

Em conclusão, a tele-farmácia e a monitorização remota da medicação representam soluções transformadoras que tiram partido da tecnologia para melhorar os cuidados aos doentes, a gestão da medicação e a prestação de cuidados de saúde. Ao ultrapassar as barreiras geográficas, melhorar a adesão à medicação e otimizar a utilização dos recursos, estas iniciativas oferecem oportunidades promissoras para melhorar os resultados em termos de saúde e reduzir os custos dos cuidados de saúde. No entanto, uma implementação bem sucedida requer uma consideração cuidadosa dos factores regulamentares, tecnológicos, financeiros e operacionais. Ao dar prioridade à segurança dos doentes, à privacidade e à qualidade dos cuidados, as partes interessadas podem aproveitar todo o potencial da tele-farmácia e da monitorização remota da medicação para revolucionar os cuidados farmacêuticos e fazer avançar o futuro dos cuidados de saúde.

6.9 REFERÊNCIAS:

- Emadi F, Ghanbarzadegan A, Ghahremani S, Bastani P, Baysari MT. Factores que afectam a adesão à medicação entre os adultos mais velhos que utilizam serviços de telefarmácia: uma revisão de escopo. Arquivos de Saúde Pública. 2022 Aug 31;80(1):199.

- Sankaranarayanan J, Murante LJ, Moffett LM. A retrospective evaluation of remote pharmacist interventions in a telepharmacy service model using a concetual framework. Telemedicina e saúde eletrónica. 2014 Oct 1;20(10):893-901.

- Baldoni S, Amenta F, Ricci G. Telepharmacy services: present status and future perspectives: a review. Medicina. 2019 Jul 1;55(7):327.

- Inch J, Notman F, Watson M, Green D, Baird R, Ferguson J, Hind C, McKinstry B, Strath A, Bond C. Tele-pharmacy in rural Scotland: a proof of concept study. Revista internacional de prática farmacêutica. 2017 Jun;25(3):210-9.

- Hanjani LS, Caffery LJ, Freeman CR, Peeters G, Peel NM. A scoping review of the use and impact of telehealth medication reviews. Investigação em Farmácia Social e Administrativa. 2020 Ago 1;16(8):1140-53.

- Rabbani SA, Sharma S, Mahtab A, Pottoo FH, Sridhar SB. Uma revisão sistemática do escopo da implementação da telefarmácia durante o COVID-19. Jornal de Ciências Farmacêuticas Aplicadas. 2023 Mar 28;13(4):030-44.

CAPÍTULO 7: INTEROPERABILIDADE E INTERCÂMBIO DE INFORMAÇÕES SOBRE SAÚDE (HIE)

7.1 INTRODUÇÃO:

No panorama em evolução dos cuidados de saúde, o intercâmbio de informações sobre saúde entre várias partes interessadas surgiu como um fator crucial para melhorar os cuidados prestados aos doentes, reforçar a tomada de decisões clínicas e otimizar a prestação de cuidados de saúde. A interoperabilidade e o intercâmbio de informações sobre saúde (HIE) são fundamentais para alcançar esta interligação, permitindo uma comunicação e um intercâmbio de dados sem descontinuidades entre sistemas e contextos de cuidados de saúde díspares. A interoperabilidade refere-se à capacidade de diferentes sistemas de informação, aplicações e dispositivos de cuidados de saúde trocarem, interpretarem e utilizarem dados sem problemas. Assegura que a informação dos doentes pode fluir livremente e em segurança através de várias plataformas, independentemente do fornecedor ou da tecnologia utilizada. A interoperabilidade elimina os silos de dados, permitindo que os prestadores de cuidados de saúde acedam em tempo real a registos completos dos doentes, histórias clínicas e informações de diagnóstico, facilitando assim a tomada de decisões informadas e a prestação de cuidados coordenados. O intercâmbio de informações sobre saúde (HIE), por outro lado, refere-se à partilha eletrónica de informações sobre a saúde dos doentes entre os prestadores de cuidados de saúde, as agências de saúde pública, os pagadores e os próprios doentes. As plataformas HIE funcionam como canais para a transmissão segura de dados dos doentes, como registos médicos, resultados laboratoriais, históricos de medicação e estudos imagiológicos, entre diferentes organizações e sistemas de cuidados de saúde. Ao facilitar a troca de informações de saúde atempadas e exactas, as HIE promovem a coordenação dos cuidados, reduzem a duplicação de testes e melhoram a segurança dos doentes e a qualidade dos cuidados. A importância da interoperabilidade e da HIE reside na sua capacidade de derrubar as barreiras que inibem a comunicação e a colaboração sem descontinuidades no ecossistema de cuidados de saúde. Estas barreiras incluem sistemas incompatíveis, fontes de dados fragmentadas, preocupações com a privacidade e complexidades regulamentares. As iniciativas de interoperabilidade e HIE visam ultrapassar estes desafios através do estabelecimento de normas, protocolos e quadros de governação que facilitam a troca segura de informações de saúde, salvaguardando simultaneamente a privacidade e a confidencialidade dos doentes. Os benefícios da interoperabilidade e da HIE vão para além da melhoria dos fluxos de trabalho clínicos e da coordenação dos cuidados. Têm também o potencial de impulsionar a inovação nos cuidados de saúde, a investigação e as iniciativas de gestão da saúde da população. Ao agregar e analisar grandes conjuntos de dados de diversas fontes, os sistemas interoperáveis permitem aos investigadores identificar tendências, padrões e conhecimentos que podem servir de base a intervenções de saúde pública, ensaios clínicos e abordagens de medicina personalizada. Além disso, a interoperabilidade e a HIE alinham-se com os esforços mais alargados de reforma dos cuidados de saúde que visam a transição de modelos de cuidados baseados em taxas por serviço para modelos baseados em valores. Ao promover a tomada de decisões com base em dados, a coordenação dos cuidados e a gestão da saúde da população, os sistemas interoperáveis apoiam a prestação de cuidados de elevada qualidade e rentáveis, centrados na melhoria dos resultados dos doentes e na redução das disparidades nos cuidados de saúde.

7.2 NORMAS E QUADROS:

As normas e os enquadramentos desempenham um papel fundamental para permitir a interoperabilidade e o intercâmbio de informações de saúde

(HIE) entre sistemas díspares no ecossistema de cuidados de saúde. Estas directrizes e protocolos estabelecidos fornecem uma linguagem e estrutura comuns para o intercâmbio de dados clínicos, assegurando uma comunicação perfeita entre diferentes entidades de cuidados de saúde, como hospitais, clínicas, laboratórios e farmácias. Eis um olhar mais atento a algumas das principais normas e estruturas que impulsionam a interoperabilidade:

➤ **HL7 (Health Level Seven):** A HL7 é uma das normas mais amplamente adoptadas para a interoperabilidade dos cuidados de saúde. Define um conjunto de protocolos e formatos de mensagens para a troca, integração, partilha e recuperação de informações de saúde electrónicas. As normas HL7, como a HL7 versão 2. x e a HL7 versão 3, fornecem uma estrutura para a transmissão de dados clínicos e administrativos entre sistemas de cuidados de saúde, incluindo dados demográficos dos doentes, resultados laboratoriais e notas clínicas.

➤ **FHIR (Fast Healthcare Interoperability Resources):** A FHIR é uma norma emergente desenvolvida pela HL7 com o objetivo de modernizar o intercâmbio de dados de cuidados de saúde. A FHIR utiliza APIs baseadas na Web e formatos de dados contemporâneos, como JSON e XML, para permitir o acesso em tempo real a informações sobre cuidados de saúde. A sua abordagem modular e orientada para os recursos permite uma implementação e adoção mais fáceis em comparação com as normas HL7 anteriores. A FHIR está a ganhar força a nível mundial e é cada vez mais utilizada para iniciativas de interoperabilidade, incluindo o envolvimento dos doentes, aplicações de saúde móveis e gestão da saúde da população.

➤ **DICOM (Digital Imaging and Communications in Medicine):** A DICOM é uma norma especificamente concebida para o intercâmbio de imagens médicas e informações associadas. Define um quadro abrangente para o armazenamento, recuperação e transmissão de imagens médicas digitais, como raios X, exames de ressonância magnética e tomografia computorizada, através de diferentes dispositivos de imagiologia e sistemas informáticos de cuidados de saúde. A DICOM assegura a interoperabilidade entre várias modalidades de imagiologia e os sistemas de comunicação e arquivo de imagens (PACS), facilitando a partilha e a interpretação de imagens sem descontinuidades para o diagnóstico clínico e o planeamento do tratamento.

> **SNOMED CT (Nomenclatura Sistematizada da Medicina - Termos Clínicos):** A SNOMED CT é uma terminologia clínica abrangente que fornece uma forma normalizada de representar e codificar conceitos e relações clínicas nos registos de saúde electrónicos (EHRs) e noutros sistemas de informação de saúde. Permite a interoperabilidade semântica ao estabelecer um vocabulário comum para a descrição de observações clínicas, procedimentos e diagnósticos, melhorando assim a exatidão e a consistência do intercâmbio de dados de saúde em diferentes contextos de cuidados de saúde.

> Estas normas e enquadramentos servem de elementos fundamentais para iniciativas de interoperabilidade e HIE, permitindo que as organizações de cuidados de saúde ultrapassem os silos de dados, melhorem a coordenação dos cuidados e, em última análise, melhorem os resultados para os doentes através de um intercâmbio de dados e de uma colaboração sem descontinuidades.

7.3 INFRA-ESTRUTURAS TECNOLÓGICAS:

A infraestrutura tecnológica que suporta a interoperabilidade e o intercâmbio de informações sobre saúde (HIE) engloba um conjunto diversificado de sistemas, protocolos e arquitecturas concebidos para facilitar o fluxo contínuo de dados entre entidades de cuidados de saúde diferentes. Segue-se uma exploração dos principais componentes desta infraestrutura:

> **Sistemas de Informação de Saúde (HIS):** Os HIS são a espinha dorsal da infraestrutura de TI dos cuidados de saúde, englobando sistemas de registos de saúde electrónicos (EHR), sistemas de informação laboratorial (LIS), sistemas de informação radiológica (RIS) e outras aplicações especializadas. Estes sistemas captam, armazenam e gerem as informações de saúde dos doentes, constituindo a base da interoperabilidade ao servirem como fontes primárias de dados clínicos.

> **Normas e protocolos de interoperabilidade:** Como mencionado anteriormente, normas como HL7, FHIR e DICOM fornecem as especificações técnicas e os protocolos necessários para o intercâmbio de dados entre sistemas diferentes. Estas normas definem os formatos, a sintaxe e a semântica dos dados de cuidados de saúde, permitindo uma comunicação e interoperabilidade perfeitas entre diferentes plataformas e fornecedores.

> **Interfaces de Programação de Aplicações (APIs):** As APIs desempenham um papel crucial ao permitir a integração e o intercâmbio de dados entre aplicações e sistemas de cuidados de saúde. Fornecem uma interface normalizada através da qual as aplicações podem interagir e partilhar informações, permitindo aos programadores aceder e manipular dados sem necessidade de compreender as complexidades subjacentes dos sistemas envolvidos. As API são cada vez mais utilizadas nos cuidados de saúde para o intercâmbio de dados em tempo real, a interoperabilidade e o desenvolvimento de aplicações e serviços inovadores.

> **Plataformas de intercâmbio de informações sobre saúde (HIE):**

As plataformas HIE funcionam como plataformas centrais para facilitar a troca de informações de saúde entre os diferentes intervenientes no sector da saúde. Estas plataformas agregam, normalizam e encaminham os dados entre as organizações participantes, garantindo uma comunicação segura e eficiente. As plataformas HIE incorporam frequentemente funcionalidades como a tradução de dados, a correspondência de pacientes, a autenticação e o registo de auditorias para apoiar a interoperabilidade e a conformidade com os requisitos regulamentares.

➤ **Soluções baseadas na nuvem:** A computação em nuvem surgiu como uma tecnologia transformadora nos cuidados de saúde, oferecendo uma infraestrutura escalável e económica para alojar e gerir sistemas e aplicações de informação de saúde. As soluções baseadas na nuvem proporcionam flexibilidade, escalabilidade e acessibilidade, permitindo às organizações de cuidados de saúde implementar sistemas e serviços interoperáveis sem a necessidade de investimentos iniciais significativos em hardware e infra-estruturas.

➤ **Medidas de segurança e privacidade dos dados:** Dada a natureza sensível das informações de saúde, medidas robustas de segurança e privacidade são componentes essenciais da infraestrutura tecnológica que suporta a interoperabilidade e a HIE. A encriptação, os controlos de acesso, os mecanismos de autenticação e as pistas de auditoria são implementados para salvaguardar os dados dos doentes e garantir a conformidade com os requisitos regulamentares, como a HIPAA.

De um modo geral, a infraestrutura tecnológica para a interoperabilidade e a HIE é multifacetada, englobando uma combinação de normas, protocolos, sistemas e medidas de segurança concebidos para permitir o intercâmbio de dados sem descontinuidades e a colaboração em todo o ecossistema de cuidados de saúde.

7.4 PANORAMA JURÍDICO E REGULAMENTAR:

O panorama legal e regulamentar que envolve a interoperabilidade e o intercâmbio de informações de saúde (HIE) é complexo e multifacetado, englobando uma variedade de leis, regulamentos e políticas que visam proteger a privacidade dos doentes, promover a segurança dos dados e assegurar o intercâmbio contínuo de informações de saúde. Eis alguns dos principais aspectos deste panorama:

> **HIPAA (Health Insurance Portability and Accountability Act):** A HIPAA é talvez o regulamento mais conhecido que rege a privacidade e a segurança das informações de saúde nos Estados Unidos. A HIPAA inclui disposições como a Regra de Privacidade, a Regra de Segurança e a Regra de Notificação de Violação, que estabelecem normas para a proteção de informações de saúde individualmente identificáveis (PHI) e definem os requisitos para os prestadores de cuidados de saúde, planos de saúde e associados comerciais salvaguardarem as PHI.

> **Lei HITECH (Tecnologia da Informação em Saúde para a Saúde Económica e Clínica):** Promulgada como parte da Lei Americana de Recuperação e Reinvestimento de 2009, a Lei HITECH promove a adoção e a utilização significativa de registos de saúde electrónicos (EHR) e incentiva o desenvolvimento de infra-estruturas de intercâmbio de informações de saúde. Reforça igualmente os mecanismos de aplicação da HIPAA e impõe sanções mais rigorosas em caso de violação da privacidade e segurança dos pacientes.

> **Regras de interoperabilidade do ONC:** O Gabinete do Coordenador Nacional para as Tecnologias de Informação sobre Saúde (ONC) emitiu várias regras de interoperabilidade com o

objetivo de promover o intercâmbio de informações sobre saúde e a interoperabilidade entre organizações de cuidados de saúde. Estas regras, incluindo a Regra Final da Lei 21st Century Cures e a Regra de Bloqueio de Informação, estabelecem requisitos para os prestadores de cuidados de saúde, os criadores de TI no domínio da saúde e as redes de informação no domínio da saúde, a fim de facilitar o intercâmbio de dados sem descontinuidades e o acesso à informação eletrónica no domínio da saúde.

➤ **Leis e regulamentos estaduais:** Para além dos regulamentos federais, muitos estados promulgaram as suas próprias leis e regulamentos que regem a troca de informações de saúde e a privacidade dos dados. Estas leis podem impor requisitos adicionais ou fornecer protecções específicas para informações de saúde a nível estatal.

➤ Navegar no panorama legal e regulamentar que envolve a interoperabilidade e a HIE exige um conhecimento profundo destas várias leis, regulamentos e políticas para garantir a conformidade e proteger a privacidade e a segurança dos doentes, ao mesmo tempo que se promove a troca contínua de informações de saúde para melhorar os cuidados e os resultados dos doentes.

7.5 BENEFÍCIOS E DESAFIOS:

A interoperabilidade e o intercâmbio de informações de saúde (HIE) oferecem uma multiplicidade de benefícios para as organizações de cuidados de saúde, os prestadores e os doentes, mas também apresentam desafios significativos que têm de ser resolvidos para concretizar todo o seu potencial. Vamos explorar tanto os benefícios como os desafios:

7.5.1 Vantagens:

➤ **Melhoria da coordenação dos cuidados:** A interoperabilidade e o

HIE permitem a partilha de informações sobre a saúde dos doentes entre os prestadores de cuidados de saúde, permitindo uma melhor coordenação dos cuidados entre diferentes especialidades, contextos e organizações. Isto conduz a uma tomada de decisões mais informada, à redução da duplicação de testes e procedimentos e, em última análise, a melhores resultados para os doentes.

> **Maior segurança dos doentes:** O acesso a registos de saúde abrangentes dos doentes através de sistemas interoperáveis ajuda a reduzir os erros de medicação, as reacções adversas a medicamentos e outros riscos para a segurança dos doentes. Os prestadores de cuidados de saúde têm acesso a informações críticas, como alergias, medicamentos e historial médico, o que lhes permite fazer diagnósticos e tomar decisões de tratamento mais exactos.

> **Aumento da eficiência e poupança de custos:** Ao otimizar a comunicação e o intercâmbio de dados entre entidades de cuidados de saúde, a interoperabilidade e a HIE reduzem os encargos administrativos, a burocracia e os processos manuais. Isto resulta numa maior eficiência operacional, poupança de custos e otimização de recursos para as organizações de cuidados de saúde.

> **Pacientes capacitados:** A interoperabilidade e o HIE permitem que os doentes assumam um papel mais ativo nos seus cuidados de saúde, dando-lhes acesso às suas informações de saúde, resultados laboratoriais e planos de tratamento. Os doentes podem partilhar de forma segura os seus registos médicos com diferentes prestadores de cuidados de saúde, participar na tomada de decisões e envolver-se na auto-gestão das suas condições de saúde.

> **Apoio a iniciativas de saúde pública:** Os sistemas de informação sobre saúde interoperáveis facilitam o intercâmbio atempado de dados para notificação de saúde pública, vigilância de doenças e

investigação epidemiológica. Isto permite às autoridades de saúde pública monitorizar as tendências de saúde da população, identificar surtos e implementar intervenções específicas para proteger a saúde da comunidade.

7.5.2 Desafios:

> **Qualidade e integridade dos dados:** Garantir a exatidão, a exaustividade e a coerência dos dados de saúde trocados através de sistemas interoperáveis continua a ser um desafio significativo. As variações nos formatos dos dados, nas normas de codificação e nas práticas de documentação podem levar a discrepâncias e erros que comprometem a fiabilidade da informação partilhada.

> **Normas de interoperabilidade e implementação:** Apesar da existência de normas como a HL7 e a FHIR, a obtenção de uma interoperabilidade sem descontinuidades continua a ser difícil devido a inconsistências na implementação, lacunas de interoperabilidade entre sistemas e modelos de dados e vocabulários díspares.

> **Preocupações com a privacidade e a segurança:** A proteção da privacidade dos pacientes e a segurança das informações de saúde sensíveis são preocupações fundamentais nas iniciativas de interoperabilidade e HIE. A partilha de registos de saúde electrónicos em várias plataformas aumenta o risco de violações de dados, acesso não autorizado e roubo de identidade, exigindo medidas de segurança robustas e conformidade com regulamentos como a HIPAA.

> **Barreiras legais e regulamentares:** A conformidade com quadros regulamentares complexos, como a HIPAA e as leis de privacidade estatais, coloca desafios legais às iniciativas de interoperabilidade e HIE. Os requisitos regulamentares relacionados com a partilha de

dados, a gestão de consentimentos e a governação de dados variam consoante as jurisdições e podem dificultar o intercâmbio contínuo de informações de saúde.

> **Restrições em termos de custos e recursos:** A implementação de sistemas de informação de saúde interoperáveis requer investimentos substanciais em infra-estruturas tecnológicas, desenvolvimento de software, formação e manutenção contínua. Os recursos financeiros limitados, as prioridades concorrentes e as restrições de recursos podem impedir a adoção e a sustentabilidade das soluções de interoperabilidade, especialmente para as organizações de cuidados de saúde mais pequenas e para as comunidades mal servidas.

A resolução destes desafios exige esforços de colaboração das partes interessadas em todo o ecossistema de cuidados de saúde, incluindo decisores políticos, prestadores de cuidados de saúde, fornecedores de tecnologia, organizações de normalização e grupos de defesa dos doentes. Ao ultrapassar estes obstáculos, a interoperabilidade e a HIE podem concretizar todo o seu potencial para transformar a prestação de cuidados de saúde, melhorar os resultados dos doentes e fazer avançar as iniciativas de saúde da população.

7.6 CASOS DE UTILIZAÇÃO E HISTÓRIAS DE SUCESSO:

> Os casos de utilização e as histórias de sucesso ilustram as aplicações práticas e o impacto no mundo real da interoperabilidade e do intercâmbio de informações sobre saúde (HIE), mostrando como estas iniciativas melhoraram a prestação de cuidados de saúde, melhoraram os resultados para os doentes e facilitaram a colaboração entre as partes interessadas nos cuidados de saúde. Eis alguns exemplos:

➢ **Coordenação de cuidados e transições:** A interoperabilidade permite a partilha sem descontinuidades de informações sobre a saúde dos doentes em todos os contextos de prestação de cuidados, o que leva a uma melhor coordenação e transição dos cuidados. Por exemplo, um doente que tenha tido alta de um hospital pode ter o seu registo de saúde eletrónico (EHR) automaticamente transmitido ao seu prestador de cuidados primários, especialista e agência de saúde ao domicílio, garantindo a continuidade dos cuidados e reduzindo o risco de eventos adversos ou readmissões.

➢ **Utilização do Departamento de Emergência (ED):** O HIE apoia a tomada de decisões mais eficientes e informadas nos departamentos de emergência, fornecendo acesso a informações críticas do paciente, como histórico médico, medicamentos e alergias. Por exemplo, um doente que se apresente no ED com dores no peito pode ter o seu historial cardíaco e testes recentes prontamente disponíveis para o médico assistente, permitindo um diagnóstico atempado e um tratamento adequado.

➢ **Gestão de doenças crónicas:** A interoperabilidade facilita a gestão proactiva das doenças crónicas, permitindo a monitorização remota, a coordenação dos cuidados e a participação dos doentes. Por exemplo, um doente diabético que utilize uma aplicação de saúde móvel pode monitorizar os seus níveis de glicemia e partilhar esses dados com o seu prestador de cuidados de saúde em tempo real, permitindo intervenções e ajustamentos atempados do seu plano de tratamento para otimizar o controlo glicémico.

➢ **Vigilância da saúde pública:** O HIE apoia a vigilância da saúde pública e os esforços de resposta, permitindo a troca atempada de dados para a monitorização de doenças e a deteção de surtos. Por exemplo, durante uma epidemia de gripe, os prestadores de cuidados de saúde podem comunicar dados sobre doenças semelhantes à gripe (ILI) às agências de saúde pública através de sistemas interoperáveis, permitindo a identificação precoce de pontos críticos e a implementação de intervenções específicas, como campanhas de vacinação ou medidas de distanciamento social.

> **Investigação e gestão da saúde da população:** A interoperabilidade facilita o acesso a dados de saúde abrangentes para iniciativas de investigação e gestão da saúde da população. Por exemplo, os investigadores podem utilizar dados clínicos agregados de várias organizações de cuidados de saúde para estudar padrões de doenças, avaliar resultados de tratamentos e identificar tendências de saúde da população, informando intervenções baseadas em provas e decisões políticas.

Estes casos de utilização demonstram o potencial transformador da interoperabilidade e da HIE na melhoria da qualidade dos cuidados de saúde, da eficiência e dos resultados para os doentes numa vasta gama de cenários clínicos e desafios de saúde pública. Ao permitir o intercâmbio de dados e a colaboração sem descontinuidades, os sistemas de informação de saúde interoperáveis capacitam os prestadores de cuidados de saúde, envolvem os doentes e impulsionam a inovação na prestação de cuidados e na gestão da saúde da população.

7.7 PERSPECTIVAS GLOBAIS:

As perspectivas globais sobre interoperabilidade e intercâmbio de informações sobre saúde (HIE) destacam as diversas abordagens, desafios e iniciativas empreendidas por países de todo o mundo para promover o intercâmbio de dados sem descontinuidades e a colaboração nos cuidados de saúde. Seguem-se alguns aspectos fundamentais das perspectivas globais sobre interoperabilidade e HIE:

> **Iniciativas regionais:** Várias regiões lançaram iniciativas de

interoperabilidade e HIE para melhorar a prestação de cuidados de saúde e a partilha de informações. Por exemplo, a Rede de Saúde Eletrónica da União Europeia visa facilitar o intercâmbio transfronteiriço de dados de saúde entre os Estados-Membros da UE, permitindo a continuidade dos cuidados de saúde aos doentes que se deslocam na região.

➢ **Adoção de normas de interoperabilidade:** Países de todo o mundo estão a adotar normas de interoperabilidade comuns, como a HL7 e a FHIR, para permitir a troca de informações de saúde entre sistemas díspares e organizações. As colaborações e parcerias internacionais promovem a harmonização de normas e quadros de interoperabilidade para facilitar o intercâmbio de dados sem descontinuidades a nível mundial.

➢ **Desafios da interoperabilidade global:** A interoperabilidade global enfrenta desafios relacionados com diferenças nos quadros regulamentares, práticas de governação de dados, barreiras linguísticas e considerações culturais. As variações nas infra-estruturas de cuidados de saúde, a maturidade tecnológica e a disponibilidade de recursos também afectam a implementação e a sustentabilidade dos sistemas interoperáveis.

➢ **Intercâmbio transfronteiriço de dados:** O intercâmbio transfronteiriço de informações de saúde apresenta oportunidades e desafios para a interoperabilidade. Embora permita a continuidade dos cuidados de saúde para os doentes que viajam ou procuram tratamento no estrangeiro, também suscita preocupações quanto à privacidade dos dados, à segurança e à conformidade com os requisitos regulamentares das várias jurisdições.

➢ **Colaborações internacionais:** As organizações internacionais, como a Organização Mundial de Saúde (OMS) e a Organização

Internacional de Normalização (ISO), desempenham um papel crucial na promoção de normas e melhores práticas de interoperabilidade a nível mundial. Os esforços de colaboração entre países, partes interessadas da indústria e organismos de normalização fomentam a partilha de conhecimentos, a criação de capacidades e o desenvolvimento de soluções interoperáveis para enfrentar os desafios comuns dos cuidados de saúde.

Ao partilhar experiências, lições aprendidas e melhores práticas, os países podem trabalhar em conjunto para ultrapassar os obstáculos à interoperabilidade e à HIE, melhorando, em última análise, os resultados dos cuidados de saúde e fazendo avançar a agenda da saúde mundial.

7.8 PERSPECTIVAS DOS FORNECEDORES E DAS PARTES INTERESSADAS:

As perspectivas dos prestadores e das partes interessadas sobre a interoperabilidade e o intercâmbio de informações sobre saúde (HIE) oferecem informações valiosas sobre as oportunidades, os desafios e as implicações destas iniciativas para a prestação de cuidados de saúde, os cuidados aos doentes e as operações organizacionais. Seguem-se algumas das principais perspectivas de várias partes interessadas:

7.8.1 Prestadores de cuidados de saúde:

> **Integração do fluxo de trabalho clínico:** Os prestadores de cuidados de saúde sublinham a importância das soluções de interoperabilidade que se integram perfeitamente nos fluxos de trabalho clínicos existentes. Valorizam os sistemas interoperáveis que aumentam a eficiência, reduzem a carga de documentação e apoiam a prestação de cuidados centrados no doente.

> **Acesso aos dados e facilidade de utilização:** Os prestadores de serviços procuram um acesso fácil a informações completas sobre a

saúde dos doentes através de sistemas interoperáveis, permitindo a tomada de decisões informadas e a coordenação dos cuidados. Salientam a importância de interfaces fáceis de utilizar, de uma navegação intuitiva e de características de interoperabilidade que dêem prioridade à relevância clínica e à facilidade de utilização.

- **Colaboração interprofissional:** A interoperabilidade promove a colaboração entre os prestadores de cuidados de saúde de diferentes especialidades e contextos de cuidados, facilitando a comunicação, a coordenação dos cuidados e a tomada de decisões partilhadas. Os prestadores valorizam os sistemas interoperáveis que permitem o intercâmbio de informações em tempo real e apoiam as equipas de cuidados interdisciplinares.

7.8.2 Profissionais de TI do sector da saúde:

- **Normas de interoperabilidade e integração:** Os profissionais de TI do sector da saúde desempenham um papel fundamental na implementação e manutenção de sistemas interoperáveis. Salientam a importância da adesão a normas de interoperabilidade como HL7 e FHIR, bem como a integração perfeita com os sistemas e tecnologias de informação de saúde existentes.

- **Governação e segurança dos dados:** Os profissionais de TI dão prioridade à governação dos dados, à privacidade e às considerações de segurança nas iniciativas de interoperabilidade. Implementam medidas de segurança robustas, controlos de acesso e protocolos de encriptação para proteger as informações de saúde dos doentes e garantir a conformidade com os requisitos regulamentares, como a HIPAA.

- **Escalabilidade e preparação para o futuro:** Os profissionais de TI consideram a escalabilidade, a interoperabilidade e a preparação para o futuro ao conceberem e implementarem sistemas interoperáveis. Antecipam a evolução das necessidades dos cuidados de saúde, os avanços tecnológicos e as normas de interoperabilidade para criar soluções flexíveis e adaptáveis que possam suportar o crescimento e a inovação a longo prazo.

7.9 DECISORES POLÍTICOS E REGULADORES:

➢ **Conformidade regulamentar:** Os decisores políticos e os reguladores estabelecem directrizes, normas e incentivos para promover a interoperabilidade e a HIE, salvaguardando simultaneamente a privacidade e a segurança dos pacientes. Aplicam a conformidade regulamentar, monitorizam os desenvolvimentos da indústria e abordam as barreiras à interoperabilidade através de legislação, regulamentos e iniciativas políticas.

➢ **Cuidados baseados no valor e saúde da população:** Os decisores políticos reconhecem o papel da interoperabilidade na promoção de cuidados baseados no valor, na gestão da saúde da população e nos esforços de reforma dos cuidados de saúde. Promovem sistemas interoperáveis que apoiam a tomada de decisões com base em dados, a melhoria da qualidade e a medição dos resultados para obter melhores resultados em termos de saúde e eficiência de custos.

7.10 CONCLUSÃO:

Em conclusão, a interoperabilidade e o intercâmbio de informações sobre saúde (HIE) representam forças transformadoras nos cuidados de saúde modernos, oferecendo um caminho para uma melhor coordenação dos cuidados, melhores resultados para os doentes e uma maior eficiência em todo o continuum dos cuidados de saúde. Embora tenham sido feitos progressos significativos no avanço das normas de interoperabilidade, da infraestrutura tecnológica e do envolvimento das partes interessadas, continuam a existir desafios em áreas como a qualidade dos dados, a privacidade e a conformidade regulamentar. No entanto, ao promover a colaboração entre os prestadores de cuidados de saúde, os profissionais de TI, os decisores políticos e os doentes, e ao tirar partido das tecnologias emergentes e das melhores práticas, estes desafios podem ser ultrapassados. No futuro, o investimento contínuo em iniciativas de interoperabilidade, a adoção de normas de interoperabilidade e o alinhamento dos quadros regulamentares serão essenciais para concretizar todo o potencial da interoperabilidade e do HIE na prestação de cuidados centrados no doente e baseados no valor a uma escala global.

7.11 REFERÊNCIAS:

- Dixon BE, Rahurkar S, Apathy NC. Interoperabilidade e intercâmbio de informações de saúde para a saúde pública. Saúde pública Informática e sistemas de informação. 2020:307-24.

- Dobrow MJ, Bytautas JP, Tharmalingam S, Hagens S. Interoperable electronic health records and health information exchanges: systematic review. JMIR medical informatics. 2019 Jun 6;7(2):e12607.

- Aimé X, Traoré L, Chniti A, Sadou E, Ouagne D, Charlet J, Jaulent MC, Darmoni S, Griffon N, Amardeilh F, Bascarane L. Plataforma de interoperabilidade semântica para o intercâmbio de informações sobre cuidados de saúde. Irbm. 2015 Mar 1;36(2):62-9.

- Holmgren AJ, Esdar M, Hüsers J, Coutinho-Almeida J. Health Information Exchange: Understanding the Policy Landscape and Future of Data Interoperability. Yearbook of Medical Informatics. 2023 Ago;32(01):184- 94.

- Donahue M, Bouhaddou O, Hsing N, Turner T, Crandall G, Nelson J, Nebeker J. Troca de informações de saúde dos veteranos: sucessos e desafios da interoperabilidade em todo o país. InAMIA Annual

Symposium Proceedings 2018 (Vol. 2018, p. 385). Associação Americana de Informática Médica.

- Sun Z, Compeau D, Carter M. Mapping the landscape of health information exchange (HIE) networks in the United States. Comunicações da Associação de Sistemas de Informação. 2021;49(1):24.
- Dixon BE, Holmgren AJ, Adler-Milstein J, Grannis SJ. Intercâmbio de informações de saúde e interoperabilidade. Guia de Estudo de Informática Clínica: Text and Review 2022 Apr 20 (pp. 203-219). Cham: Springer International Publishing.
- Desai S. Intercâmbio de informações sobre saúde, interoperabilidade e efeitos de rede. Health. 2015;1:1-2015.

CAPÍTULO 8: INFORMÁTICA FARMACÊUTICA NA SEGURANÇA DOS MEDICAMENTOS

8.1 INTRODUÇÃO:

No complexo panorama dos cuidados de saúde modernos, garantir a utilização segura e eficaz dos medicamentos é uma preocupação fundamental. Os erros de medicação representam uma fonte significativa de danos para os doentes, contribuindo para acontecimentos adversos com medicamentos, hospitalizações e mesmo mortes. Para enfrentar este desafio, é necessária uma abordagem multifacetada que aproveite os avanços na prática da farmácia e na tecnologia da informação. A informática em farmácia, a intersecção entre a prática farmacêutica e a tecnologia da informação, surge como uma ferramenta fundamental neste esforço, oferecendo soluções inovadoras para melhorar a segurança da medicação ao longo de todo o processo de cuidados de saúde. A informática farmacêutica engloba a aplicação da tecnologia da informação, a análise de dados e a otimização do fluxo de trabalho à prática farmacêutica. Engloba uma vasta gama de ferramentas, sistemas e processos concebidos para simplificar as actividades relacionadas com a medicação, melhorar a comunicação e reduzir o risco de erros de medicação. Desde sistemas de prescrição eletrónica e ferramentas de apoio à decisão clínica a armários de distribuição automatizados e sistemas de administração de medicamentos por código de barras, a informática em farmácia desempenha um papel central na modernização dos processos de gestão de medicamentos e na promoção da segurança dos doentes. No centro da informática farmacêutica está o registo de saúde eletrónico (EHR), um repositório digital abrangente de informações de saúde do doente que integra dados relacionados com a medicação provenientes de várias fontes. Os registos electrónicos de saúde facilitam a reconciliação da medicação, a introdução de pedidos de medicação e a administração de medicação, proporcionando aos prestadores de cuidados de saúde acesso em tempo real a informações críticas para apoiar a prescrição e a gestão seguras da medicação. Uma das principais áreas em que a informática farmacêutica tem um impacto profundo é a reconciliação de medicamentos. Durante as transições de cuidados, como a admissão ou a alta hospitalar, os doentes são particularmente vulneráveis a erros de medicação devido a discrepâncias entre as listas de medicamentos. As ferramentas informáticas da farmácia permitem que os prestadores de cuidados de saúde reconciliem as listas de medicamentos, identifiquem discrepâncias e garantam a exatidão dos regimes de medicação, reduzindo o risco de acontecimentos adversos com medicamentos e melhorando a continuidade dos cuidados. Os sistemas de apoio à decisão clínica (CDSS) representam outra pedra angular da informática farmacêutica. Estes sistemas analisam dados específicos dos doentes, informações sobre medicamentos e directrizes clínicas para fornecer aos prestadores de cuidados de saúde recomendações e alertas accionáveis no local de prestação de cuidados. Ao assinalar potenciais interacções medicamentosas, alergias e erros de dosagem, os CDSS ajudam a evitar erros de medicação e aumentam a segurança da prescrição.

8.2 SISTEMAS DE PRESCRIÇÃO ELECTRÓNICA (E-PRESCRIBING):

Os sistemas de prescrição eletrónica (E-Prescribing) revolucionaram a gestão da medicação ao digitalizarem o processo de prescrição, melhorando a precisão da prescrição e promovendo a segurança dos doentes. Estes sistemas permitem aos prestadores de cuidados de saúde gerar, transmitir e processar eletronicamente as prescrições de medicamentos, substituindo os métodos tradicionais baseados em papel por fluxos de trabalho digitais eficientes e seguros. Nesta secção, iremos explorar as características, as vantagens, os desafios e as orientações futuras dos sistemas de prescrição eletrónica.

8.2.1 Características dos sistemas de prescrição eletrónica:

> **Bases de dados de medicamentos:** Os sistemas de prescrição eletrónica integram bases de dados abrangentes de medicamentos que fornecem informações actualizadas sobre medicamentos, incluindo dosagens, fórmulas, indicações, contra-indicações e interacções. Isto ajuda os prestadores de cuidados de saúde a tomar decisões de prescrição informadas e a evitar potenciais erros de medicação.

> **Alertas de alergias e interacções medicamentosas:** Os sistemas de prescrição eletrónica incorporam a funcionalidade de apoio à decisão clínica para alertar os prescritores para potenciais alergias e interacções medicamentosas. Estes alertas notificam os prescritores de potenciais preocupações de segurança, levando-os a rever e ajustar as ordens de medicação conforme necessário para reduzir os riscos.

> **Verificações de formulários:** Os sistemas de prescrição eletrónica podem efetuar verificações de formulários em tempo real para verificar a cobertura dos medicamentos e a adesão às directrizes dos formulários. Isto garante que os medicamentos prescritos são abrangidos pelo plano de seguro do doente e reduz a probabilidade de não adesão à medicação devido a preocupações com os custos.

> **Transmissão eletrónica de receitas:** Uma das principais características dos sistemas EPrescribing é a capacidade de transmitir eletronicamente as receitas médicas diretamente para as farmácias. Isto elimina a necessidade de receitas escritas à mão, reduz os erros de prescrição e acelera o processo de fornecimento de medicamentos.

> **Integração com registos de saúde electrónicos (EHRs):** Os sistemas de prescrição eletrónica integram-se perfeitamente com os

EHR, permitindo que os prescritores acedam aos históricos de medicação dos doentes, registos médicos e informações clínicas na mesma plataforma eletrónica. Isto facilita a gestão abrangente da medicação e melhora a coordenação dos cuidados em todos os contextos de cuidados de saúde.

8.2.2 Benefícios dos sistemas de prescrição eletrónica:

> **Melhoria da precisão da prescrição:** Os sistemas de prescrição eletrónica reduzem o risco de erros de medicação associados a caligrafia ilegível, prescrições incompletas e interpretação incorrecta da intenção do prescritor. As receitas electrónicas são normalizadas, legíveis e contêm informações detalhadas, aumentando a precisão da prescrição e a segurança dos doentes.

> **Maior segurança da medicação:** Ao fornecer apoio à decisão clínica em tempo real, os sistemas de prescrição eletrónica ajudam a identificar potenciais erros de medicação, reacções adversas a medicamentos e interacções medicamentosas antes de as prescrições serem finalizadas. Esta abordagem proactiva à segurança da medicação reduz a incidência de eventos adversos a medicamentos e melhora os resultados dos doentes.

> **Fluxo de trabalho simplificado:** Os sistemas de prescrição eletrónica simplificam o processo de prescrição, automatizando tarefas como a seleção de medicamentos, o cálculo de doses e a transmissão de receitas. Isto poupa tempo aos prestadores de cuidados de saúde, reduz a carga administrativa e melhora a eficiência do fluxo de trabalho.

> **Aumento da satisfação dos pacientes:** Os sistemas de prescrição eletrónica oferecem comodidade e flexibilidade aos doentes, permitindo a transmissão eletrónica de receitas para as suas farmácias preferidas. Os doentes beneficiam de um processamento

mais rápido das receitas, de tempos de espera reduzidos na farmácia e de um melhor acesso aos medicamentos.

8.2.3 Desafios e considerações:

Apesar das inúmeras vantagens dos sistemas de prescrição eletrónica, é necessário enfrentar vários desafios e considerações para maximizar a sua eficácia e adoção:

➢ **Conceção da interface do utilizador:** A interface do utilizador dos sistemas de prescrição eletrónica deve ser intuitiva, de fácil utilização e optimizada para a integração do fluxo de trabalho, a fim de facilitar a utilização e a aceitação por parte dos prestadores de cuidados de saúde.

➢ **Interoperabilidade:** Podem surgir desafios de interoperabilidade quando se integram sistemas de prescrição eletrónica com outros sistemas informáticos de cuidados de saúde, como os EHR, os sistemas de farmácia e os intercâmbios de informações de saúde. Normas como a HL7 e a FHIR são essenciais para garantir a troca de dados e a interoperabilidade sem descontinuidades.

➢ **Reconciliação da medicação:** Os sistemas de prescrição eletrónica desempenham um papel fundamental na reconciliação da medicação durante as transições de cuidados. No entanto, as discrepâncias entre os registos de medicação electrónicos e em papel, bem como os históricos de medicação incompletos, podem constituir desafios a uma reconciliação precisa.

➢ **Segurança e privacidade dos dados:** Proteger as informações de saúde dos doentes e garantir a conformidade com as normas de privacidade, como a HIPAA, é fundamental nos sistemas de prescrição eletrónica. Medidas de segurança robustas, protocolos de encriptação e controlos de acesso são essenciais para salvaguardar os dados sensíveis dos doentes.

8.2.4 Direcções futuras:

O futuro dos sistemas de prescrição eletrónica reside na inovação e no avanço contínuos para responder à evolução das necessidades dos cuidados de saúde e das capacidades tecnológicas. As principais áreas de foco para o desenvolvimento futuro incluem:

> **Apoio melhorado à decisão clínica:** Aperfeiçoamento adicional dos algoritmos de apoio à decisão clínica e integração de inteligência artificial (IA) e tecnologias de aprendizagem automática para fornecer recomendações e alertas de medicação mais personalizados e contextualizados.

> **Integração móvel e de telessaúde:** Integração da funcionalidade de prescrição eletrónica nas aplicações de saúde móveis e nas plataformas de telessaúde para apoiar a prescrição remota, as consultas virtuais e a participação dos doentes na gestão da medicação.

> **Interoperabilidade e intercâmbio de dados:** Esforços contínuos para melhorar a interoperabilidade entre os sistemas de prescrição eletrónica e outros sistemas informáticos de cuidados de saúde, permitindo um intercâmbio de dados sem descontinuidades e a coordenação dos cuidados em todos os contextos e prestadores de cuidados de saúde.

> **Ferramentas de envolvimento do doente:** Desenvolvimento de funcionalidades orientadas para o doente no âmbito dos sistemas de prescrição eletrónica, como a educação sobre a medicação, os lembretes de adesão e a gestão de recargas de receitas, para permitir que os doentes assumam um papel mais ativo na sua terapêutica medicamentosa.

8.3 RECONCILIAÇÃO DA MEDICAÇÃO:

A reconciliação da medicação é um processo vital nos cuidados de saúde que visa garantir a exatidão e a consistência do regime de medicação de um doente em todas as transições de cuidados. Envolve a comparação dos medicamentos que um doente está a tomar atualmente com os prescritos ou recomendados durante as transições de cuidados, como a admissão hospitalar, a alta ou a transferência entre ambientes de cuidados de saúde. O objetivo da reconciliação da medicação é identificar e resolver discrepâncias, minimizar o risco de erros de medicação e promover a segurança do doente. Durante as transições de cuidados, os doentes podem encontrar vários prestadores de cuidados de saúde em diferentes contextos, o que resulta em alterações ao seu regime de medicação. Estas alterações, combinadas com factores como histórias de medicação incompletas, falhas de comunicação e discrepâncias entre registos electrónicos e em papel, podem conduzir a erros de medicação e a acontecimentos adversos com medicamentos. A reconciliação da medicação procura mitigar estes riscos através da revisão e verificação sistemáticas da exatidão das ordens de medicação, garantindo que os doentes recebem os medicamentos certos nas doses e frequências certas. A informática farmacêutica desempenha um papel crucial na facilitação da reconciliação da medicação através da utilização de registos de saúde electrónicos (EHRs), sistemas de apoio à decisão clínica (CDSS) e ferramentas de gestão da medicação. Estas soluções informáticas permitem que os prestadores de cuidados de saúde acedam a históricos abrangentes de medicamentos, reconciliem listas de medicamentos e identifiquem discrepâncias em tempo real. Ao integrar os fluxos de trabalho de reconciliação da medicação nos sistemas electrónicos, as organizações de cuidados de saúde podem simplificar o processo de reconciliação, melhorar a precisão e melhorar a comunicação entre os prestadores de cuidados de saúde. Apesar da sua importância, a reconciliação da medicação apresenta desafios relacionados com a exatidão dos dados, a interoperabilidade e a integração do fluxo de trabalho. As variações nas práticas de documentação, as discrepâncias entre as listas de medicamentos e as limitações dos sistemas de registos de saúde electrónicos podem complicar o processo de reconciliação. Além disso, a reconciliação da medicação requer a colaboração entre várias partes interessadas, incluindo médicos, enfermeiros, farmacêuticos e pacientes, o que exige uma comunicação clara e procedimentos padronizados. Para enfrentar esses desafios, as organizações de saúde devem priorizar a reconciliação de medicamentos como um componente essencial das iniciativas de segurança do paciente. Ao investir em soluções informáticas de farmácia, implementar protocolos de reconciliação padronizados e promover a colaboração interdisciplinar, os prestadores de cuidados de saúde podem otimizar o processo de reconciliação da medicação, reduzir os erros de medicação e melhorar os resultados dos doentes.

8.4 SISTEMAS DE APOIO À DECISÃO CLÍNICA (SADC):

Os sistemas de apoio à decisão clínica (CDSS) são componentes integrais dos cuidados de saúde modernos, fornecendo aos prestadores de cuidados de saúde informações e recomendações accionáveis para melhorar a tomada de decisões clínicas e melhorar os cuidados prestados aos doentes. Estes sistemas utilizam dados, directrizes baseadas em provas e algoritmos para analisar informações específicas dos doentes e fornecer informações clínicas relevantes no local de prestação de cuidados. Os CDSS auxiliam os prestadores de cuidados de saúde em vários aspectos da prática clínica, incluindo o diagnóstico, o tratamento, a gestão da medicação e os cuidados preventivos. Uma das principais funções do CDSS é fornecer alertas e lembretes aos prestadores de cuidados de saúde relativamente a potenciais problemas clínicos, tais como interacções medicamentosas, alergias e contra-indicações. Ao analisar os dados dos doentes em tempo real, o CDSS pode identificar potenciais riscos de segurança e alertar os prestadores de cuidados de saúde para que tomem as medidas adequadas para os mitigar. Por exemplo, se um medicamento prescrito for contraindicado devido a uma alergia ou ao historial médico de um doente, o CDSS gera um alerta que leva o prestador a reconsiderar a escolha do medicamento ou a ajustar a dosagem. Para além de alertar os prestadores de cuidados de saúde para potenciais preocupações de segurança, os CDSS também podem oferecer apoio à decisão clínica através de orientações baseadas em provas, melhores práticas e protocolos de tratamento. Estes sistemas podem ajudar os fornecedores a selecionar testes de diagnóstico adequados, a escolher regimes de tratamento eficazes e a aderir a directrizes clínicas para a gestão de condições específicas. Ao integrar as mais recentes evidências e directrizes médicas nos fluxos de trabalho clínicos, os CDSS ajudam a garantir que os doentes recebem cuidados de elevada qualidade e baseados em evidências. Além disso, o CDSS pode facilitar a coordenação dos cuidados e a colaboração entre os prestadores de cuidados de saúde, fornecendo acesso a informações relevantes sobre os doentes e a conhecimentos clínicos em diferentes contextos de cuidados. Através da interoperabilidade com registos de saúde electrónicos (EHRs) e redes de intercâmbio de informações de saúde (HIE), os CDSS permitem a partilha contínua de recomendações de apoio à decisão clínica e de dados dos doentes entre os membros da equipa de cuidados, melhorando a comunicação e a continuidade dos cuidados. Apesar dos seus potenciais benefícios, os CDSS enfrentam desafios relacionados com a facilidade de utilização, o cansaço dos alertas e a integração de dados. Os alertas mal concebidos e os volumes avassaladores de alertas podem contribuir para a fadiga de alertas, em que os prestadores de cuidados de saúde podem ignorar ou anular alertas clinicamente relevantes devido ao elevado número de notificações. Além disso, o CDSS requer a integração com os sistemas de TI da saúde e os fluxos de trabalho existentes para garantir um funcionamento perfeito e a aceitação do utilizador.

8.5 CÓDIGO DE BARRAS E ADMINISTRAÇÃO DE MEDICAMENTOS:

Os sistemas de código de barras e de administração de medicamentos representam um avanço significativo na tecnologia dos cuidados de saúde, com o objetivo de reduzir os erros de medicação, aumentar a segurança dos doentes e melhorar a eficiência do fluxo de trabalho. Estes sistemas utilizam a tecnologia de código de barras para verificar a exatidão da administração de medicamentos e identificar positivamente os doentes, os medicamentos e os prestadores de cuidados de saúde no local de prestação de cuidados. Os sistemas de códigos de barras consistem em etiquetas de códigos de barras afixadas nas embalagens dos medicamentos e em pulseiras de identificação dos doentes, bem como em leitores de códigos de barras ou dispositivos móveis equipados com capacidades de leitura de códigos de barras. Quando administram medicamentos, os prestadores de cuidados de saúde lêem o código de barras na pulseira do doente e o código de barras na embalagem do medicamento para confirmar os "cinco direitos" da administração de medicamentos: doente certo, medicamento certo, dose certa, via certa e hora certa. Ao digitalizar os códigos de barras no local de prestação de cuidados, os sistemas de códigos de barras automatizam o processo de administração de medicamentos e fornecem uma verificação em tempo real das encomendas de medicamentos, reduzindo o risco de erros de medicação devido a erros de transcrição manual, medicamentos parecidos/semelhantes ou dosagens incorrectas. Os sistemas de código de barras também ajudam a evitar a administração de medicamentos ao doente errado, fazendo corresponder o código de barras único do doente ao código de barras da embalagem do medicamento. Além disso, os sistemas de código de barras podem melhorar a documentação da administração de medicamentos, capturando e registando automaticamente os dados da administração de medicamentos no registo de saúde eletrónico (EHR) ou no registo de administração de medicamentos (MAR). Isto melhora a rastreabilidade da medicação, permite a documentação exacta dos medicamentos administrados e facilita a reconciliação da medicação durante as transições de cuidados. Para além de melhorar a segurança da medicação, os sistemas de código de barras contribuem para a eficiência do fluxo de trabalho, simplificando os processos de administração da medicação e reduzindo o tempo gasto em documentação manual e tarefas de verificação. Ao automatizar as tarefas relacionadas com a medicação e ao minimizar a necessidade de introdução manual de dados, os prestadores de cuidados de saúde podem concentrar-se mais nos cuidados directos aos doentes e na tomada de decisões clínicas. Apesar dos seus inúmeros benefícios, a implementação bem sucedida de sistemas de código de barras e de administração de medicamentos requer um planeamento cuidadoso, formação e integração com a infraestrutura de TI de saúde existente. As organizações de cuidados de saúde têm de garantir que os dispositivos de leitura de códigos de barras estão prontamente disponíveis, acessíveis e com manutenção adequada para suportar fluxos de trabalho de administração de medicamentos eficazes. Além disso, os prestadores de cuidados de saúde necessitam de formação e apoio adequados para utilizar os sistemas de códigos de barras de forma eficaz e incorporá-los na sua prática diária.

8.6 GESTÃO E CONTROLO DA MEDICAÇÃO:

A gestão e a vigilância da medicação desempenham um papel essencial para garantir a utilização segura e eficaz dos medicamentos em todos os contextos de cuidados de saúde. Estes processos englobam uma série de actividades destinadas a otimizar a terapêutica medicamentosa, a monitorizar as respostas dos doentes ao tratamento e a detetar e prevenir problemas relacionados com a medicação. Desde a gestão da terapêutica medicamentosa (MTM) e a farmacovigilância até à vigilância de eventos adversos a medicamentos (EAM) e à reconciliação da medicação, as estratégias de gestão e vigilância da medicação são componentes vitais das iniciativas de cuidados aos doentes e de segurança da medicação.

8.6.1 Gestão da terapêutica medicamentosa (MTM):

A MTM envolve revisões abrangentes da medicação, educação do doente e serviços de otimização da medicação prestados por farmacêuticos para ajudar os doentes a obterem os melhores resultados terapêuticos com os seus medicamentos. Os farmacêuticos avaliam os regimes de medicação dos doentes, identificam problemas relacionados com a medicação, como interacções medicamentosas, efeitos adversos ou não adesão, e colaboram com outros prestadores de cuidados de saúde para desenvolver planos de cuidados personalizados. Os serviços de MTM promovem a adesão à medicação, melhoram a compreensão dos pacientes sobre os seus medicamentos e previnem complicações relacionadas com a medicação.

8.6.2 Farmacovigilância e Vigilância de Eventos Adversos a Medicamentos (EAM):

A farmacovigilância engloba a monitorização, deteção, avaliação e prevenção de acontecimentos adversos com medicamentos (EAM) e outros problemas relacionados com medicamentos. As organizações de cuidados de saúde implementam sistemas de farmacovigilância para recolher, analisar e comunicar EAMs e erros de medicação, permitindo uma mitigação proactiva dos riscos e iniciativas de melhoria da qualidade. Os esforços de farmacovigilância envolvem a monitorização contínua dos dados de segurança dos doentes, a deteção de sinais e a vigilância pós-comercialização de medicamentos para identificar potenciais preocupações de segurança e informar as decisões regulamentares.

8.6.3 Reconciliação de medicamentos:

A reconciliação da medicação é um processo crítico que envolve a comparação do regime de medicação atual de um doente com as prescrições novas ou actualizadas durante as transições de cuidados, como a admissão hospitalar, a alta ou a transferência entre ambientes de cuidados de saúde. O objetivo da reconciliação da medicação é identificar e resolver discrepâncias, garantir a precisão da medicação e evitar erros de medicação durante as transições de cuidados. Os prestadores de cuidados de saúde utilizam registos de saúde electrónicos (EHR), ferramentas de reconciliação da medicação e protocolos de comunicação para facilitar a reconciliação exacta das listas de medicação e promover a segurança dos doentes.

8.6.4 Sistemas de apoio à decisão clínica (CDSS):

Os CDSS são sistemas computorizados que fornecem aos prestadores de cuidados de saúde conhecimentos clínicos e informações específicas sobre os doentes para ajudar na tomada de decisões clínicas. Os CDSS incorporam directrizes baseadas em provas, bases de dados de medicamentos e algoritmos para analisar os dados dos doentes e gerar alertas, lembretes e recomendações em tempo real no local de prestação de cuidados. Estes sistemas apoiam a gestão da medicação, identificando potenciais interacções medicamentosas, alergias, erros de dosagem e outros problemas de segurança, aumentando a precisão da prescrição e a segurança dos doentes.

8.6.5 Integração com registos de saúde electrónicos (EHR):

A integração com registos de saúde electrónicos (EHRs) é essencial para uma gestão e vigilância eficazes da medicação. Os EHRs servem como repositórios centrais de informações de saúde do paciente, incluindo históricos de medicação, resultados de laboratório e notas clínicas, permitindo que os prestadores de cuidados de saúde acedam a dados abrangentes do paciente para a tomada de decisões relacionadas com a medicação. A integração dos sistemas de gestão e vigilância da medicação com os sistemas de registo de dados electrónicos facilita a troca de dados, a interoperabilidade e a coordenação dos cuidados entre os prestadores de cuidados de saúde.

8.7 CONCLUSÃO:

Em conclusão, a gestão e vigilância da medicação são essenciais para promover a utilização segura e eficaz da medicação, melhorar os resultados para os doentes e minimizar os riscos relacionados com a medicação. Através da gestão da terapêutica medicamentosa, farmacovigilância, reconciliação de medicamentos, sistemas de apoio à decisão clínica e integração com registos de saúde electrónicos, as organizações de cuidados de saúde podem otimizar a terapêutica medicamentosa, monitorizar as respostas dos doentes ao tratamento e prevenir problemas relacionados com a medicação. Ao dar prioridade às iniciativas de segurança da medicação e ao implementar estratégias robustas de gestão e vigilância da medicação, os prestadores de cuidados de saúde podem garantir que os doentes recebem os medicamentos certos, nas doses certas e nos momentos certos, melhorando, em última análise, os cuidados e a satisfação globais dos doentes.

8.8 REFERÊNCIAS:

- Cortes D, Leung J, Ryl A, Lieu J. Pharmacy informatics: Onde a utilização de medicamentos e a tecnologia se encontram. O Jornal Canadiano de Farmácia Hospitalar. 2019 Jul;72(4):320.
- White CL, Hohmeier KC. Pharmacy informatics: current and future roles for the pharmacy technician. Journal of Pharmacy Technology. 2015 Dec;31(6):247-52.
- Taber DJ, Pilch NA, McGillicuddy JW, Mardis C, Treiber F,

Fleming JN. Using informatics and mobile health to improve medication safety monitoring in kidney transplant recipients. American Journal of HealthSystem Pharmacy. 2019 Ago 1;76(15):1143-9.

- Ibáñez-Garcia S, Rodriguez-Gonzalez C, Escudero-Vilaplana V, Martin-Barbero ML, Marzal-Alfaro B, De la Rosa-Triviño JL, Iglesias-Peinado I, Herranz-Alonso A, Saez MS. Desenvolvimento e avaliação de um sistema de apoio à decisão clínica para melhorar a segurança da medicação. Informática clínica aplicada. 2019 May;10(03):513-20.

- Hertig JB, Degnan D. Perspectivas de segurança em informática. American Journal of Health-System Pharmacy. 2015 Apr 15;72(8):616-.

- Seidling HM, Bates DW. Evaluating the impact of health IT on medication safety. Stud Health Technol Inform. 2016 Jan 1;222:195-205.

- Ojeleye O, Avery A, Gupta V, Boyd M. The evidence for the effectiveness of safety alerts in electronic patient medication record systems at the point of pharmacy order entry: a systematic review. BMC medical informatics and decision making. 2013 Dec;13:1-0.

- Chalmers J, Siska M, Le T, Knoer S. Pharmacy informatics in multihospital health systems: opportunities and challenges (Informática farmacêutica em sistemas de saúde multi-hospitalares: oportunidades e desafios). O Boletim da Sociedade Americana de Farmacêuticos Hospitalares. 2018 Abr 1;75(7):457-64.

- Wilson JW, Oyen LJ, Ou NN, McMahon MM, Thompson RL, Manahan JM, Graner KK, Lovely JK, Estes LL. Hospital rules-based system: the next generation of medical informatics for patient safety. Jornal americano de farmácia do sistema de saúde. 2005 Mar

1;62(5):499-505.

CAPÍTULO 9: PARTICIPAÇÃO DOS DOENTES E TECNOLOGIAS DA INFORMAÇÃO NO DOMÍNIO DA SAÚDE

9.1 INTRODUÇÃO:

No atual panorama de rápida evolução dos cuidados de saúde, a convergência da participação dos doentes e das tecnologias de informação sobre saúde (TI para a saúde) representa uma força transformadora que está a remodelar a dinâmica da prestação de cuidados de saúde. A participação dos doentes, caracterizada pelo envolvimento ativo, a capacitação e a colaboração entre os doentes e os prestadores de cuidados de saúde, é cada vez mais reconhecida como uma pedra angular dos cuidados de elevada qualidade e centrados no doente. Simultaneamente, a Health IT revolucionou a forma como a informação sobre os cuidados de saúde é recolhida, armazenada, partilhada e utilizada, oferecendo oportunidades sem precedentes para melhorar a comunicação, simplificar os processos e melhorar os resultados em termos de saúde. No centro do envolvimento dos doentes está o reconhecimento dos doentes como participantes activos no seu percurso de cuidados de saúde e não como receptores passivos de cuidados. Os doentes têm a capacidade de tomar decisões informadas sobre a sua saúde, gerir doenças crónicas e navegar em sistemas de saúde complexos com o apoio dos prestadores de cuidados de saúde. Esta mudança de um modelo paternalista de cuidados para um modelo de parceria sublinha a importância de promover interacções significativas, a partilha de decisões e o respeito mútuo entre os doentes e as equipas de cuidados de saúde. As tecnologias da informação no domínio da saúde funcionam como facilitadoras e catalisadoras da concretização da visão da participação dos doentes nos cuidados de saúde. Através da adoção de registos de saúde electrónicos (EHR), portais de doentes, aplicações de saúde móveis, plataformas de telessaúde e outras ferramentas digitais, as TI no domínio da saúde facilitam a comunicação, o acesso a informações de saúde e a colaboração entre doentes e prestadores de cuidados de saúde. Estas tecnologias ultrapassam as barreiras geográficas, facilitam a comunicação em tempo real e permitem que os doentes assumam um papel ativo na gestão da sua saúde. Os registos de saúde electrónicos (RSE) estão na base da infraestrutura de TI para a saúde, funcionando como repositórios centralizados de informações sobre a saúde dos doentes. Os EHRs permitem aos prestadores de cuidados de saúde captar, armazenar e recuperar dados dos doentes, incluindo históricos médicos, resultados de testes, listas de medicação e planos de tratamento, em formato eletrónico. Esta digitalização das informações de saúde simplifica os fluxos de trabalho clínicos, melhora a partilha de informações e apoia os cuidados coordenados em todos os contextos de cuidados de saúde. Os portais de doentes complementam os EHRs, fornecendo aos doentes acesso seguro em linha aos seus registos de saúde, resultados laboratoriais, agendas de consultas e canais de comunicação com os prestadores de cuidados de saúde. Os portais de pacientes permitem que os pacientes revejam as suas informações médicas, comuniquem com a sua equipa de cuidados de saúde, solicitem recargas de receitas médicas e marquem consultas comodamente a partir dos seus computadores ou dispositivos móveis. Este acesso melhorado à informação sobre saúde promove a transparência, a autonomia dos doentes e a sua participação nas decisões relativas aos cuidados de saúde. As aplicações de saúde móvel (mHealth) alargam o alcance da participação dos doentes para além dos contextos tradicionais de cuidados de saúde, permitindo-lhes monitorizar a sua saúde, acompanhar os sintomas e gerir as doenças crónicas à distância. Estas aplicações oferecem uma gama de funcionalidades, incluindo lembretes de medicação, acompanhamento da atividade, monitorização de sintomas e consultas de telemedicina, permitindo que os doentes assumam o controlo da sua saúde a qualquer hora e em qualquer lugar. Ao tirar partido da ubiquidade dos smartphones e dos dispositivos portáteis, as aplicações de saúde móvel facilitam a monitorização contínua, as intervenções personalizadas e o apoio à auto-gestão. As plataformas de telessaúde revolucionam a prestação de serviços de saúde, permitindo consultas remotas, visitas virtuais e telemonitorização dos doentes. A telessaúde elimina as barreiras geográficas, melhora o acesso aos cuidados para as populações carenciadas e reduz as disparidades nos cuidados de saúde. Os doentes podem consultar os prestadores de cuidados de saúde, receber aconselhamento médico e participar em programas de monitorização remota a partir do conforto das suas casas, melhorando a comodidade, a acessibilidade e a satisfação dos doentes.

9.2 PORTAIS DO PACIENTE:

Os portais de doentes são plataformas em linha seguras que permitem aos doentes aceder às suas informações de saúde, comunicar com os prestadores de cuidados de saúde e participar no seu percurso de cuidados de saúde . Estes portais, normalmente integrados em sistemas de registos de saúde electrónicos (EHR), permitem que os doentes assumam um papel ativo na gestão da sua saúde, proporcionando um acesso conveniente aos seus registos médicos, resultados laboratoriais, agendas de consultas e outras informações relacionadas com a saúde. Uma das principais características dos portais de pacientes é a possibilidade de os pacientes consultarem os seus registos médicos e informações de saúde a partir de qualquer local com acesso à Internet. Os doentes podem iniciar sessão no portal utilizando credenciais seguras e visualizar os seus medicamentos actuais, alergias, imunizações e historial médico anterior. Este acesso a informações completas sobre a saúde promove a transparência, permite que os doentes se mantenham informados sobre o seu estado de saúde e facilita uma melhor comunicação com os prestadores de cuidados de saúde. Os portais do doente também facilitam a comunicação entre os doentes e os seus prestadores de cuidados de saúde através de funcionalidades de mensagens seguras. Os doentes podem enviar mensagens aos seus prestadores de cuidados de saúde, fazer perguntas sobre os seus problemas de saúde, pedir recargas de medicamentos e procurar aconselhamento sobre questões médicas não urgentes. Os prestadores de cuidados de saúde podem responder às perguntas dos pacientes, fornecer orientações e partilhar recursos educativos através do portal, melhorando a comunicação e o envolvimento entre pacientes e prestadores de cuidados de saúde. As funcionalidades de agendamento e gestão de marcações são outros aspectos importantes dos portais de pacientes. Os doentes podem utilizar o portal para marcar consultas, ver as próximas consultas e receber lembretes de consultas. Esta funcionalidade simplifica o processo de marcação de consultas, reduz a carga administrativa do pessoal de saúde e melhora o acesso dos doentes aos cuidados de saúde, permitindo a marcação de consultas por autosserviço. Além disso, os portais de doentes podem oferecer funcionalidades adicionais, como recursos educativos, avaliações de risco para a saúde e informações de saúde personalizadas adaptadas às necessidades individuais dos doentes. Estes recursos permitem aos doentes tomar decisões informadas sobre cuidados de saúde, compreender as suas condições de saúde e tomar medidas proactivas para melhorar a sua saúde e bem-estar. Apesar dos inúmeros benefícios dos portais de pacientes, existem desafios na promoção do envolvimento e adoção dos pacientes. Estes desafios podem incluir um acesso limitado à tecnologia, barreiras à literacia digital, preocupações com a segurança e a privacidade dos dados e disparidades no acesso aos serviços de saúde. Para responder a estes desafios, são necessárias estratégias para melhorar o acesso à tecnologia, reforçar a literacia digital, garantir a segurança dos dados e a proteção da privacidade e promover um acesso equitativo aos serviços do portal do paciente.

9.3 APLICAÇÕES DE SAÚDE MÓVEL (M-HEALTH):

As aplicações de saúde móvel (mHealth) representam um segmento em rápido crescimento do panorama tecnológico dos cuidados de saúde, oferecendo uma vasta gama de funcionalidades destinadas a melhorar os resultados de saúde, a aumentar a participação dos doentes e a facilitar o acesso aos serviços de saúde. Estas aplicações tiram partido da omnipresença dos smartphones e dos dispositivos móveis para fornecer intervenções de saúde personalizadas, apoiar a autogestão de doenças crónicas e fornecer acesso a pedido a informações e serviços de saúde. As aplicações de saúde móvel abrangem diversas áreas dos cuidados de saúde, incluindo o bem-estar e a boa forma física, a gestão de doenças crónicas, a adesão à medicação, a saúde mental, a monitorização remota, a telemedicina e a educação dos doentes. Estas aplicações oferecem funcionalidades como o acompanhamento dos sintomas, lembretes de medicação, monitorização da atividade, acompanhamento da dieta, consultas virtuais e acesso a recursos de saúde e conteúdos educativos. Uma das principais vantagens das aplicações mHealth é a sua acessibilidade e conveniência, permitindo aos utilizadores aceder a informações e serviços de saúde a qualquer hora e em qualquer lugar. Os pacientes podem descarregar aplicações mHealth para os seus smartphones ou tablets, o que lhes permite gerir a sua saúde em movimento, receber informações de saúde em tempo real e participar em intervenções personalizadas adaptadas às suas necessidades individuais. As aplicações mHealth também permitem que os pacientes assumam um papel mais ativo na gestão da sua saúde, fornecendo ferramentas e recursos para a auto-monitorização, os auto-cuidados e a mudança de comportamentos. Os pacientes podem acompanhar os seus sintomas, monitorizar o seu progresso em relação aos objectivos de saúde e receber recomendações personalizadas para modificações no estilo de vida ou ajustes no tratamento com base nos seus dados de saúde. Além disso, as aplicações mHealth têm o potencial de melhorar a comunicação e a colaboração entre os doentes e os prestadores de cuidados de saúde. Algumas aplicações oferecem funcionalidades para mensagens seguras, marcação de consultas e consultas virtuais, permitindo aos doentes comunicar com os seus prestadores de cuidados de saúde, partilhar informações de saúde e receber orientação e apoio remotamente. Apesar do potencial promissor das aplicações mHealth, existem desafios em termos de usabilidade, eficácia, privacidade e conformidade regulamentar. Conceber interfaces fáceis de utilizar, garantir a segurança dos dados e a proteção da privacidade, e abordar as disparidades no acesso à tecnologia são considerações importantes no desenvolvimento e adoção de aplicações de saúde móvel.

9.4 REGISTOS PESSOAIS DE SAÚDE (RPF):

Os registos pessoais de saúde (PHR) são plataformas digitais que permitem aos indivíduos armazenar, gerir e aceder às suas informações de saúde de forma segura. Ao contrário dos registos de saúde electrónicos (EHRs), que são normalmente geridos por prestadores de cuidados de saúde e organizações, os PHRs pertencem e são controlados pelos próprios pacientes, permitindo que os indivíduos tenham um papel ativo na gestão da sua informação de saúde. Os PHRs oferecem um repositório centralizado para armazenar uma vasta gama de dados relacionados com a saúde, incluindo historial médico, resultados laboratoriais, medicamentos, alergias, imunizações e relatórios de diagnóstico. Os doentes podem introduzir informações manualmente, importar dados de prestadores de cuidados de saúde ou integrar dados de dispositivos portáteis e aplicações de rastreio da saúde, proporcionando uma visão abrangente do seu estado de saúde ao longo do tempo. Uma das principais vantagens dos PHRs é a capacidade de aceder convenientemente a informações de saúde a partir de qualquer lugar com uma ligação à Internet. Os doentes podem iniciar sessão nas suas contas PHR utilizando credenciais seguras através de portais baseados na Web ou de aplicações móveis, o que lhes permite rever os seus registos de saúde, acompanhar o seu progresso e monitorizar as alterações do seu estado de saúde a pedido. Os PHRs também facilitam a comunicação e a colaboração entre os pacientes e os prestadores de cuidados de saúde, fornecendo uma plataforma para partilhar informações de saúde de forma segura. Os pacientes podem conceder acesso aos seus PHRs a prestadores de cuidados de saúde autorizados, permitindo-lhes visualizar informações de saúde relevantes, tomar decisões de tratamento informadas e coordenar os cuidados de forma mais eficaz. Além disso, os PHRs permitem que os doentes desempenhem um papel mais ativo na gestão da sua saúde e bem-estar. Os pacientes podem monitorizar os seus sintomas, definir objectivos de saúde e receber recomendações personalizadas para modificações do estilo de vida ou cuidados preventivos com base nos seus dados de saúde. Ao envolverem-se em actividades de auto-monitorização e auto-gestão, os doentes podem tomar medidas proactivas para melhorar os seus resultados de saúde e bem-estar. Apesar dos potenciais benefícios dos PHR, existem desafios em termos de adoção, interoperabilidade e segurança dos dados. Incentivar os doentes a utilizarem os PHR, garantir a compatibilidade com os sistemas de TI da saúde existentes e responder às preocupações com a privacidade e a segurança dos dados são considerações importantes para promover a adoção e utilização generalizadas dos PHR.

9.5 SEGURANÇA E PRIVACIDADE DOS DADOS:

A segurança e a privacidade dos dados são considerações primordiais na conceção, implementação e utilização de sistemas de tecnologias de informação de saúde (TI de saúde), incluindo registos de saúde electrónicos (EHRs), portais de pacientes, aplicações de saúde móvel (mHealth) e plataformas de telessaúde. A proteção das informações de saúde dos doentes contra o acesso não autorizado, violações e utilização indevida é essencial para manter a confiança dos doentes, cumprir os requisitos regulamentares e salvaguardar a confidencialidade dos doentes. As organizações de cuidados de saúde e os fornecedores de tecnologia têm de implementar medidas de segurança robustas para mitigar os riscos e garantir a confidencialidade, integridade e disponibilidade dos dados dos doentes. Estas medidas de segurança podem incluir encriptação, controlos de acesso, mecanismos de autenticação, pistas de auditoria e avaliações e auditorias de segurança regulares para identificar vulnerabilidades e abordar potenciais ameaças. A encriptação desempenha um papel fundamental na proteção dos dados dos doentes, codificando informações sensíveis para impedir o acesso não autorizado ou a interceção durante a transmissão ou o armazenamento. Os protocolos de encriptação de dados, como o Secure Sockets Layer (SSL) e o Transport Layer Security (TLS), são normalmente utilizados para encriptar os dados transmitidos através de redes e canais de comunicação seguros entre os utilizadores e os sistemas informáticos de saúde. Os controlos de acesso e os mecanismos de autenticação ajudam a impedir o acesso não autorizado às informações de saúde dos doentes, aplicando a autenticação do utilizador, o controlo de acesso baseado em funções (RBAC) e os princípios de privilégio mínimo. As organizações de cuidados de saúde podem implementar métodos de autenticação de utilizadores, como palavras-passe, autenticação biométrica e autenticação multifactor (MFA), para verificar a identidade dos utilizadores antes de conceder acesso a dados sensíveis. As pistas de auditoria e os mecanismos de registo são essenciais para monitorizar e acompanhar o acesso às informações de saúde dos doentes, detetar actividades não autorizadas e investigar incidentes ou violações de segurança. Ao registar as acções dos utilizadores, os eventos do sistema e os acessos aos dados, as pistas de auditoria permitem às organizações manter a responsabilidade, rastrear incidentes de segurança e cumprir os requisitos regulamentares de registo e auditoria de dados. As avaliações de segurança regulares, os testes de penetração e a análise de vulnerabilidades são práticas essenciais para identificar e resolver as vulnerabilidades de segurança dos sistemas informáticos de saúde. Estas avaliações ajudam as organizações a identificar potenciais pontos fracos, a dar prioridade aos esforços de correção da segurança e a melhorar continuamente a sua postura de segurança para proteger os dados dos doentes contra ameaças e vulnerabilidades em constante evolução. Para além das salvaguardas técnicas, as organizações de cuidados de saúde devem também implementar controlos administrativos e organizacionais, tais como políticas, procedimentos e programas de formação da força de trabalho, para promover uma cultura de sensibilização para a segurança e conformidade entre os funcionários. A formação do pessoal sobre as melhores práticas de segurança de dados, políticas de privacidade e requisitos regulamentares garante que os funcionários compreendem as suas funções e responsabilidades na proteção das informações dos pacientes e na prevenção de incidentes de segurança.

9.6 COMUNICAÇÃO ENTRE O PRESTADOR E O DOENTE:

A comunicação entre o prestador de cuidados de saúde e o doente é a pedra angular de uma prestação de cuidados de saúde eficaz, desempenhando um papel fundamental na promoção da confiança, no aumento da satisfação do doente e na melhoria dos resultados em termos de saúde. A comunicação eficaz entre os prestadores de cuidados de saúde e os doentes engloba um vasto leque de interacções, incluindo trocas verbais, sinais não-verbais, escuta ativa, empatia e tomada de decisões partilhada, todas destinadas a promover a colaboração, a compreensão e o respeito mútuo. O estabelecimento de uma relação terapêutica baseada na confiança, no respeito e na empatia é fundamental para a comunicação entre o prestador de cuidados de saúde e o doente. Os prestadores de cuidados de saúde devem criar um ambiente de apoio e sem juízos de valor que encoraje os doentes a expressar abertamente as suas preocupações, preferências e valores. Ao demonstrarem empatia, escuta ativa e compaixão, os prestadores de cuidados de saúde podem estabelecer uma relação com os doentes, validar as suas experiências e responder eficazmente às suas necessidades emocionais e psicológicas. A comunicação entre os prestadores de cuidados de saúde e os doentes abrange vários modos de interação, incluindo consultas presenciais, chamadas telefónicas, mensagens seguras e encontros de telessaúde. Cada modo de comunicação oferece vantagens e desafios únicos, exigindo que os profissionais adaptem o seu estilo e abordagem de comunicação para satisfazer as necessidades e preferências de cada doente. Nas consultas presenciais, os prestadores de cuidados de saúde têm a oportunidade de interagir diretamente com os doentes, observar sinais não-verbais e estabelecer relações através de interacções pessoais. A comunicação presencial permite trocas mais matizadas, o esclarecimento de informações complexas e o estabelecimento de uma ligação pessoal entre os prestadores de cuidados de saúde e os doentes, promovendo a confiança na relação com os cuidados de saúde. A comunicação telefónica é um meio conveniente e acessível de estabelecer uma ligação com os doentes, sobretudo para responder a questões não urgentes, prestar cuidados de acompanhamento e realizar consultas telefónicas. Embora a comunicação telefónica não tenha os sinais visuais e a dinâmica interpessoal das interacções presenciais, os prestadores de cuidados de saúde podem transmitir empatia, escuta ativa e apoio através do seu tom de voz, linguagem e atenção às necessidades dos pacientes. As plataformas de mensagens seguras e os portais de pacientes oferecem canais de comunicação assíncronos que permitem aos pacientes comunicar com os seus prestadores de forma cómoda e segura. Os pacientes podem utilizar estas plataformas para fazer perguntas, pedir recargas de receitas, partilhar informações de saúde e receber orientação dos seus prestadores fora do horário de expediente tradicional. As mensagens seguras promovem a continuidade dos cuidados, melhoram o acesso aos serviços de saúde e permitem que os doentes se envolvam ativamente na gestão da sua saúde. As tecnologias de telessaúde, incluindo a videoconferência e a monitorização remota, permitem que os prestadores de cuidados de saúde prestem cuidados à distância, contactem com doentes em zonas rurais ou mal servidas e facilitem consultas virtuais e visitas de acompanhamento. A telessaúde melhora o acesso aos cuidados de saúde, reduz as barreiras geográficas e promove a participação dos doentes, oferecendo opções flexíveis e convenientes para a prestação de serviços de saúde. Para além de facilitar a comunicação direta entre os prestadores de cuidados de saúde e os doentes, uma comunicação eficaz entre o prestador de cuidados de saúde e o doente inclui a tomada de decisões partilhada, em que os doentes participam ativamente nas decisões de tratamento, no planeamento dos cuidados de saúde e na definição de objectivos. A tomada de decisões partilhada enfatiza a colaboração, a partilha de informações e o respeito pelas preferências, valores e autonomia dos doentes, permitindo que estes façam escolhas informadas sobre a sua saúde e opções de tratamento. Além disso, a comunicação entre o prestador de cuidados de saúde e o doente vai além das interacções clínicas, abrangendo a educação para a saúde, os cuidados preventivos e os esforços de promoção da saúde. Os prestadores de cuidados de saúde desempenham um papel crucial na educação dos doentes sobre as suas condições de saúde, opções de tratamento e medidas preventivas, permitindo-lhes assumir a responsabilidade pela sua saúde e adotar comportamentos saudáveis. Ao fornecerem informações de saúde claras, precisas e culturalmente sensíveis, os prestadores de cuidados de saúde podem melhorar a literacia em saúde dos pacientes, incentivar práticas de autocuidado e promover resultados de saúde positivos.

9.7 CONCLUSÃO:

Em conclusão, a comunicação eficaz entre o prestador de cuidados de saúde e o doente é fundamental para a prestação de cuidados centrados no doente, promovendo a confiança, a colaboração e a melhoria dos resultados em termos de saúde. Ao dar prioridade à empatia, à escuta ativa e à tomada de decisões partilhada, os prestadores de cuidados de saúde podem reforçar as relações terapêuticas, aumentar a satisfação dos doentes e promover a sua participação nos cuidados de saúde. A utilização de uma variedade de modalidades de comunicação, incluindo interacções presenciais, tele-saúde e mensagens seguras, facilita a prestação de cuidados acessíveis, convenientes e personalizados. À medida que os cuidados de saúde continuam a evoluir, o desenvolvimento de competências de comunicação eficazes e a adoção de princípios de comunicação centrados no doente continuarão a ser essenciais para a prestação de cuidados de elevada qualidade e centrados no doente.

9.8 REFERÊNCIAS:

- Rozenblum R, Miller P, Pearson D, Marielli A, Grando M, Bates D. Cuidados de saúde centrados no doente, envolvimento do doente e tecnologia da informação no domínio da saúde: a tempestade perfeita. Information Technology for Patient Empowerment in Healthcare. 1ªed. Berlin: Walter de Gruyter Inc. 2015 Mar 30:3-22.
- Sawesi S, Rashrash M, Phalakornkule K, Carpenter JS, Jones JF. The impact of information technology on patient engagement and health behavior change: a systematic review of the literature. JMIR medical informatics. 2016 Jan 21;4(1):e4514.
- Walker DM, Sieck CJ, Menser T, Huerta TR, Scheck McAlearney A. Information technology to support patient engagement: where do we stand and where can we go? Jornal da Associação Americana de Informática Médica. 2017 Nov 1;24(6):1088-94.

- Graffigna G, Barello S, Riva G. How to make health information technology effective: the challenge of patient engagement. Archives of physical medicine and rehabilitation. 2013 Oct 1;94(10):2034-5.

- Bitton A, Poku M, Bates DW. Policy context and considerations for patient engagement with health information technology. Information Technology for Patient Empowerment in Healthcare. Berlim: Walter de Gruyter Inc. 2015 Mar 30:75-90.

- Leung K, Lu-McLean D, Kuziemsky C, Booth RG, Collins Rossetti S, Borycki E, Strudwick G. Using patient and family engagement strategies to improve outcomes of health information technology initiatives: scoping review. Jornal de investigação médica na Internet. 2019 Oct 8;21(10):e14683.

- Prey JE, Woollen J, Wilcox L, Sackeim AD, Hripcsak G, Bakken S, Restaino S, Feiner S, Vawdrey DK. Patient engagement in the inpatient setting: a systematic review. Jornal da Associação Americana de Informática Médica. 2014 Jul 1;21(4):742-50.

CAPÍTULO 10: CONSIDERAÇÕES REGULAMENTARES E ÉTICAS

10.1 INTRODUÇÃO:

As considerações regulamentares e éticas desempenham um papel crucial na definição do panorama da prestação de cuidados de saúde, da investigação e da inovação. À medida que as práticas de cuidados de saúde evoluem e a tecnologia continua a avançar, é essencial navegar numa complexa rede de regulamentos, directrizes e princípios éticos para garantir a segurança, a privacidade e o bem-estar dos doentes, dos participantes na investigação e dos profissionais de saúde. Os cuidados de saúde são um sector fortemente regulamentado, com leis e regulamentos que regem vários aspectos da prestação de cuidados de saúde, incluindo cuidados aos doentes, privacidade, reembolso, licenciamento e garantia de qualidade. Os organismos reguladores, como a Food and Drug Administration (FDA), os Centres for Medicare & Medicaid Services (CMS) e os departamentos de saúde estatais, estabelecem normas, políticas e requisitos para proteger a saúde pública, promover a segurança dos doentes e garantir a qualidade dos serviços de saúde. As considerações éticas são igualmente importantes nos cuidados de saúde, orientando as decisões e acções no sentido de defender os princípios de beneficência, não maleficência, autonomia e justiça. Os dilemas éticos surgem em vários contextos dos cuidados de saúde, desde os cuidados aos doentes e a investigação até às políticas organizacionais e à atribuição de recursos, exigindo uma reflexão ponderada, raciocínio ético e adesão a directrizes éticas e códigos de conduta. Uma das principais considerações regulamentares nos cuidados de saúde é a privacidade e a confidencialidade dos doentes, protegidas por leis como a Health Insurance Portability and Accountability Act (HIPAA) nos Estados Unidos. Estes regulamentos exigem salvaguardas rigorosas para informações de saúde protegidas (PHI), incluindo registos de saúde electrónicos (EHRs), portais de pacientes e sistemas de troca de informações de saúde (HIE), para evitar o acesso não autorizado, violações e utilização indevida de dados de pacientes. Além disso, as organizações de cuidados de saúde devem cumprir os regulamentos relacionados com o reembolso dos cuidados de saúde, as práticas de faturação e a prevenção de fraudes e abusos. O não cumprimento dos requisitos regulamentares pode resultar em penalizações financeiras, responsabilidades legais e danos à reputação, o que sublinha a importância de programas de conformidade robustos e da adesão a normas regulamentares. Para além dos requisitos regulamentares, os prestadores de cuidados de saúde e as organizações têm de lidar com considerações éticas nos cuidados aos doentes, na investigação e na tomada de decisões. Os princípios éticos, como o respeito pela autonomia do doente, o consentimento informado, a beneficência e a justiça, orientam a prática clínica e a conduta de investigação, assegurando que os direitos, as preferências e o bem-estar dos doentes têm prioridade. Na investigação, as considerações éticas são fundamentais para proteger os direitos e o bem-estar dos participantes na investigação e garantir a integridade e a validade dos resultados da investigação. Os conselhos de revisão institucional (IRB) e os comités de ética em investigação (REC) supervisionam os protocolos de investigação, avaliam os riscos e benefícios e asseguram que a investigação que envolve sujeitos humanos cumpre as normas éticas e os requisitos regulamentares. Além disso, os profissionais de saúde têm de lidar com dilemas éticos relacionados com a afetação de recursos, os cuidados em fim de vida, a competência cultural e os conflitos de interesses. Estes desafios éticos exigem uma deliberação cuidadosa, a consulta de colegas e a adesão a códigos de ética profissionais e directrizes práticas. medida que os cuidados de saúde continuam a evoluir, as novas tecnologias, tratamentos e modelos de prestação de cuidados apresentam novos desafios regulamentares e éticos. Áreas emergentes como a telemedicina, a inteligência artificial (IA), a genómica e a medicina de precisão levantam questões sobre a privacidade dos dados, o consentimento informado, o enviesamento algorítmico e o acesso equitativo aos serviços de saúde.

10.2 PRIVACIDADE E CONFIDENCIALIDADE DO PACIENTE:

A privacidade e a confidencialidade dos doentes são princípios fundamentais nos cuidados de saúde, salvaguardando a confidencialidade dos dados de saúde dos doentes internados (PHI) e garantindo a sua proteção contra o acesso, utilização ou divulgação não autorizados. A privacidade refere-se aos direitos dos indivíduos de controlarem o acesso às suas informações pessoais, enquanto a confidencialidade diz respeito à obrigação dos prestadores de cuidados de saúde e das organizações de manterem as informações de saúde dos doentes confidenciais e seguras. A Health Insurance Portability and Accountability Act (HIPAA) é a principal lei federal que rege a privacidade e a confidencialidade dos pacientes no sistema de saúde dos Estados Unidos. A Regra de Privacidade da HIPAA estabelece normas para a proteção das PHI detidas pelas entidades abrangidas, incluindo os prestadores de cuidados de saúde, os planos de saúde e as câmaras de compensação de cuidados de saúde. Ao abrigo da HIPAA, as entidades abrangidas devem implementar salvaguardas administrativas, técnicas e físicas para proteger a privacidade e a segurança dos DCC, incluindo encriptação, controlos de acesso e pistas de auditoria. A privacidade e a confidencialidade dos doentes são fundamentais para manter a confiança no sistema de saúde. Os doentes devem sentir-se seguros de que as suas informações de saúde sensíveis serão mantidas confidenciais e utilizadas apenas para fins autorizados, tais como tratamento, pagamento ou operações de cuidados de saúde. As violações da privacidade dos doentes podem minar a confiança entre os doentes e os prestadores de cuidados de saúde, conduzindo a danos na reputação, responsabilidades legais e perda de confiança na organização de cuidados de saúde. Os prestadores de cuidados de saúde têm a obrigação legal e ética de proteger a privacidade e a confidencialidade dos doentes. Isto inclui garantir que as informações de saúde dos doentes só são acedidas por indivíduos autorizados para fins legítimos e que existem salvaguardas adequadas para evitar o acesso não autorizado, violações ou divulgações. O acesso às PHI deve ser restringido a indivíduos com uma necessidade legítima de as conhecer, tais como os prestadores de cuidados de saúde diretamente envolvidos nos cuidados do paciente. Os registos de saúde electrónicos (EHRs) e os sistemas de troca de informações de saúde (HIE) apresentam oportunidades e desafios para a privacidade e confidencialidade dos pacientes. Embora os registos electrónicos de saúde melhorem a acessibilidade e a eficiência da informação sobre cuidados de saúde, também levantam preocupações sobre a segurança dos dados e os riscos para a privacidade. As organizações de cuidados de saúde devem implementar medidas de segurança robustas para proteger os EHRs de acesso não autorizado, violações ou ciberataques. O consentimento e a autorização do paciente são componentes essenciais da proteção da privacidade e confidencialidade do paciente. Os prestadores de cuidados de saúde devem obter o consentimento informado dos pacientes antes de acederem ou divulgarem as suas informações de saúde, exceto nos casos em que a divulgação é exigida por lei ou necessária para tratamento, pagamento ou operações de cuidados de saúde.

Os pacientes têm o direito de revogar o consentimento ou restringir o acesso aos seus DCC, e os prestadores de cuidados de saúde devem honrar essas preferências na medida do possível. Para além dos requisitos legais, os princípios éticos orientam a proteção da privacidade e confidencialidade dos doentes. Os profissionais de saúde têm a obrigação ética de respeitar a autonomia, a dignidade e a confidencialidade dos doentes. Isto inclui manter a confidencialidade mesmo após a morte do doente e abster-se de divulgar informações de saúde sensíveis sem o consentimento do doente, exceto em circunstâncias limitadas permitidas por lei. As organizações de cuidados de saúde também devem abordar as considerações de privacidade e confidencialidade quando utilizam telemedicina, aplicações de saúde móvel (mHealth) e outras tecnologias de saúde digitais. Estas tecnologias apresentam desafios únicos para a proteção da privacidade dos doentes, tais como violações de dados, acesso não autorizado e partilha de dados com fornecedores terceiros. Os prestadores de cuidados de saúde devem implementar salvaguardas para proteger os dados dos doentes e garantir a conformidade com os regulamentos de privacidade e as normas éticas.

10.3 PRÁTICAS DE REEMBOLSO E FACTURAÇÃO DOS CUIDADOS DE SAÚDE:

As práticas de reembolso e faturação dos cuidados de saúde desempenham um papel vital na sustentabilidade financeira das organizações de saúde e na acessibilidade dos serviços de saúde aos doentes. O reembolso refere-se ao processo através do qual os prestadores de cuidados de saúde recebem o pagamento pelos serviços prestados aos doentes, enquanto a faturação envolve a geração e a apresentação de pedidos de reembolso aos pagadores de seguros, programas governamentais ou aos próprios doentes. O panorama do reembolso dos cuidados de saúde é complexo, envolvendo várias partes interessadas, modelos de pagamento e requisitos regulamentares. Os prestadores de cuidados de saúde podem ser reembolsados por várias fontes, incluindo planos de seguros de saúde privados, programas governamentais como o Medicare e o Medicaid, pacientes que pagam por conta própria e terceiros pagadores. Cada pagador pode ter as suas próprias taxas de reembolso, critérios de cobertura e processos de faturação, o que exige uma navegação cuidadosa por parte das organizações de cuidados de saúde para maximizar as receitas e garantir a sustentabilidade financeira. Os planos de saúde privados normalmente reembolsam os prestadores de cuidados de saúde com base em tabelas de honorários negociadas, que podem variar consoante a especialidade do prestador, a localização geográfica e os termos do contrato. As organizações de cuidados de saúde devem apresentar pedidos de reembolso exactos e atempados aos pagadores de seguros, cumprir os acordos contratuais e seguir as directrizes de faturação para receberem o reembolso dos serviços prestados aos pacientes segurados. Os programas governamentais, como o Medicare e o Medicaid, são pagadores importantes no sistema de cuidados de saúde, cobrindo os serviços de cuidados de saúde para indivíduos elegíveis, incluindo idosos, populações com baixos rendimentos e indivíduos com deficiências. A Medicare reembolsa os prestadores de cuidados de saúde com base num modelo de taxa por serviço (FFS), em que os prestadores recebem taxas pré-determinadas por cada serviço coberto prestado aos beneficiários da Medicare. As taxas de reembolso da Medicaid variam consoante o estado e podem incluir uma combinação de FFS, cuidados geridos e modelos de pagamento baseados no valor. Para além dos planos de seguro privados e dos programas governamentais, as organizações de cuidados de saúde também podem faturar diretamente aos pacientes os serviços não cobertos pelo seguro ou os montantes da responsabilidade do paciente, tais como co-pagamentos, franquias e co-seguro. As práticas de faturação aos pacientes devem cumprir os requisitos regulamentares, tais como fornecer extractos de faturação claros e transparentes, oferecer programas de assistência financeira a pacientes sem seguro ou com seguro insuficiente e aderir a práticas justas de cobrança de dívidas. As práticas de reembolso e faturação dos cuidados de saúde estão sujeitas a regulamentação e supervisão extensivas para garantir transparência, precisão e justiça. Os organismos reguladores, como os Centers for Medicare & Medicaid Services (CMS), estabelecem políticas de reembolso, códigos de faturação e requisitos de documentação para os prestadores de cuidados de saúde que participam em programas federais de cuidados de saúde. A conformidade com os requisitos regulamentares é essencial para evitar penalizações, multas e outras acções de execução por não conformidade. As organizações de cuidados de saúde também têm de navegar em modelos de pagamento em evolução e iniciativas de reembolso baseadas no valor, com o objetivo de promover a qualidade, a eficiência e a relação custo-eficácia na prestação de cuidados de saúde. Os modelos de pagamento baseados no valor, como as organizações de cuidados responsáveis (ACO), os pagamentos agrupados e os programas de pagamento por desempenho, incentivam os prestadores a prestar cuidados coordenados e de elevada qualidade, controlando simultaneamente os custos e melhorando os resultados dos doentes. Além disso, as práticas de reembolso e faturação dos cuidados de saúde são influenciadas por alterações na política de cuidados de saúde, por factores económicos e pela dinâmica do mercado. As taxas de reembolso podem flutuar com base em alterações na legislação dos cuidados de saúde, nas condições económicas ou nas políticas dos pagadores, exigindo que as organizações de cuidados de saúde adaptem as suas práticas de faturação e estratégias de receitas em conformidade.

10.4 CONSENTIMENTO INFORMADO E AUTONOMIA DO PACIENTE:

O consentimento informado e a autonomia do doente são princípios fundamentais da ética médica, que sublinham o direito dos doentes a tomarem decisões autónomas sobre os seus cuidados de saúde e asseguram que os doentes estão plenamente informados sobre os riscos, benefícios e alternativas dos tratamentos ou intervenções médicas antes de darem o seu consentimento. O consentimento informado é um processo através do qual os prestadores de cuidados de saúde comunicam informações relevantes aos doentes de uma forma compreensível, permitindo-lhes tomar decisões voluntárias e informadas sobre os seus cuidados de saúde. A autonomia do doente refere-se ao direito dos indivíduos à autodeterminação e à liberdade de escolha em questões relacionadas com a sua saúde, incluindo o direito de consentir ou recusar um tratamento médico com base nos seus valores, preferências e crenças. O conceito de consentimento informado tem as suas raízes no Código de Nuremberga, que foi desenvolvido em resposta a experiências médicas pouco éticas realizadas durante a Segunda Guerra Mundial. O Código de Nuremberga estabeleceu princípios para a conduta ética na investigação, incluindo o requisito de consentimento voluntário dos participantes na investigação e a importância de assegurar que os participantes são totalmente informados sobre os riscos e benefícios da participação. Desde então, o consentimento informado tornou-se uma pedra angular da ética médica, orientando a tomada de decisões éticas na prática clínica, na investigação e na política de cuidados de saúde. Na prática clínica, o consentimento informado é uma componente crítica da relação doente-profissional, reflectindo o respeito pela autonomia dos doentes e o seu direito à autodeterminação. Os prestadores de cuidados de saúde têm a obrigação legal e ética de obter o consentimento informado dos doentes antes de iniciarem um tratamento médico, efectuarem procedimentos ou realizarem testes médicos que comportem riscos ou potenciais danos. O consentimento informado exige que os prestadores de cuidados de saúde comuniquem informações sobre a natureza do tratamento ou intervenção propostos, o seu objetivo, os potenciais riscos e benefícios, as opções de tratamento alternativas e as consequências da recusa de tratamento. O consentimento informado é particularmente importante em situações que envolvem decisões médicas complexas, procedimentos invasivos ou tratamentos com riscos ou incertezas significativos. Os doentes devem ter informação suficiente para tomar decisões informadas que estejam de acordo com os seus valores, preferências e objectivos de cuidados. Os prestadores de cuidados de saúde devem estabelecer uma comunicação aberta, honesta e transparente com os doentes, responder às suas questões e preocupações e assegurar que os doentes compreendem a informação que lhes é apresentada antes de darem o seu consentimento. Para além da prática clínica, o consentimento informado é uma consideração ética fundamental na investigação que envolve sujeitos humanos. Os participantes na investigação têm o direito de receber informações claras e compreensíveis sobre o objetivo do estudo, os seus procedimentos, os potenciais riscos e benefícios e os seus direitos enquanto participantes. O consentimento informado na investigação requer uma comunicação contínua entre investigadores e participantes, informada por princípios de respeito, beneficência e justiça. A autonomia do paciente está intimamente ligada ao conceito de consentimento informado, enfatizando o direito dos pacientes de tomar decisões sobre os seus cuidados de saúde com base nos seus valores, crenças e preferências. A autonomia do doente reconhece que os doentes são os decisores finais em questões relacionadas com a sua saúde e bem-estar, e os prestadores de cuidados de saúde devem respeitar e apoiar a tomada de decisão autónoma dos doentes. O respeito pela autonomia do doente exige que os prestadores de cuidados de saúde tomem decisões partilhadas com os doentes, envolvendo-os em discussões sobre as suas opções de tratamento, preferências e objectivos de cuidados. A tomada de decisão partilhada promove a colaboração, a confiança e os cuidados centrados no doente, permitindo que os doentes participem ativamente nas decisões sobre os seus cuidados de saúde e assegurando que os seus valores e preferências são incorporados no processo de tomada de decisão.

Podem surgir desafios ao nível do consentimento informado e da autonomia do doente em situações em que os doentes não têm capacidade de decisão devido a deficiências cognitivas, doença mental ou outros factores. Nesses casos, os prestadores de cuidados de saúde devem aderir aos princípios éticos da beneficência e da não maleficência, actuando no melhor interesse do doente e respeitando a sua autonomia na medida do possível. As directivas antecipadas, os procuradores de cuidados de saúde e os decisores substitutos podem ser utilizados para defender os desejos e as preferências dos doentes quando estes não são capazes de tomar decisões por si próprios.

10.5 ÉTICA DA INVESTIGAÇÃO E PROTECÇÃO DOS SERES HUMANOS:

A ética da investigação e a proteção dos sujeitos humanos são componentes essenciais do esforço científico, garantindo que a investigação é conduzida de forma ética e responsável e que os direitos, o bem-estar e a dignidade dos participantes na investigação são respeitados. A investigação que envolve seres humanos apresenta desafios éticos únicos e exige uma análise cuidadosa dos princípios éticos, dos requisitos regulamentares e das melhores práticas para proteger os direitos e o bem-estar dos indivíduos que participam em estudos de investigação. No centro da ética da investigação está o princípio do respeito pelas pessoas, que engloba o reconhecimento da autonomia, dignidade e direito à auto-determinação dos indivíduos. O respeito pelas pessoas exige que os investigadores obtenham o consentimento voluntário e informado dos participantes na investigação, que lhes forneçam informações claras e compreensíveis sobre o objetivo, os riscos, os benefícios e os procedimentos do estudo e que respeitem o seu direito de se retirarem da participação em qualquer altura sem qualquer penalização. O consentimento informado é uma pedra angular da ética da investigação, reflectindo o respeito pela autonomia dos participantes e assegurando que estes podem tomar decisões voluntárias e informadas sobre o seu envolvimento na investigação. Outro princípio ético fundamental na investigação que envolve seres humanos é a beneficência, que implica a maximização dos benefícios e a minimização dos danos para os participantes na investigação. Os investigadores têm a responsabilidade de assegurar que os potenciais benefícios da investigação superam quaisquer riscos ou encargos para os participantes e que o bem-estar dos participantes é protegido durante todo o estudo. Isto pode implicar a implementação de medidas para minimizar os riscos, a prestação de cuidados médicos e apoio adequados aos participantes e a monitorização rigorosa do seu bem-estar durante todo o processo de investigação. Além disso, a ética na investigação enfatiza o princípio da justiça, que exige que os benefícios e os encargos da investigação sejam distribuídos de forma justa entre todos os participantes e que as populações vulneráveis sejam protegidas da exploração ou dos danos. Os investigadores devem ter em conta questões de justiça, equidade e inclusão no recrutamento e seleção dos participantes na investigação, assegurando que todos os indivíduos têm a mesma oportunidade de participar na investigação e que as populações vulneráveis, como crianças, reclusos, mulheres grávidas e indivíduos com capacidade de decisão diminuída, beneficiam de protecções e salvaguardas adicionais. Para garantir a adesão aos princípios éticos e proteger os direitos e o bem-estar dos participantes na investigação, os organismos reguladores, como os comités de análise institucional (IRB) e os comités de ética em investigação (REC), supervisionam os protocolos de investigação, analisam as propostas de investigação e avaliam o mérito ético e científico dos estudos de investigação que envolvem seres humanos. Os IRBs e os RECs são responsáveis pela avaliação dos riscos e benefícios da investigação, assegurando que o consentimento informado é obtido dos participantes e monitorizando as actividades de investigação em curso para garantir a conformidade com as normas éticas e os requisitos regulamentares.

10.6 ÉTICA PROFISSIONAL E CÓDIGOS DE CONDUTA:

A ética profissional e os códigos de conduta servem de princípios orientadores para os profissionais de saúde, definindo as responsabilidades éticas, as obrigações e os padrões de comportamento esperados na sua prática profissional. Estes códigos são estabelecidos por organizações profissionais e organismos reguladores no âmbito de cada disciplina dos cuidados de saúde e fornecem um quadro para a tomada de decisões éticas, integridade e profissionalismo na prestação de serviços de saúde. A base da ética profissional assenta em princípios fundamentais que regem a conduta dos profissionais de saúde, incluindo a beneficência, a não maleficência, a autonomia e a justiça. A beneficência implica agir no melhor interesse dos doentes, promover o seu bem-estar e esforçar-se por fazer o bem na prestação de serviços de saúde. A não maleficência realça a obrigação de evitar danos e minimizar os riscos para os doentes, assegurando que as intervenções de cuidados de saúde não causam sofrimento desnecessário ou resultados adversos. A autonomia reconhece os direitos dos doentes à autodeterminação e à tomada de decisões informadas em questões relacionadas com a sua saúde, respeitando as suas preferências, valores e escolhas em matéria de tratamento e cuidados médicos. A justiça exige que os profissionais de saúde tratem os doentes de forma justa e equitativa, defendendo princípios de equidade, imparcialidade e justiça distributiva na afetação dos recursos de saúde e na prestação de cuidados. Os códigos de conduta profissionais traduzem estes princípios éticos em directrizes e normas de comportamento específicas que se espera que os profissionais de saúde sigam na sua prática. Estes códigos abordam normalmente uma vasta gama de questões éticas e responsabilidades profissionais, incluindo a confidencialidade do doente, o consentimento informado, a honestidade e a integridade, a competência profissional e os limites das relações profissionais. A confidencialidade dos doentes é um princípio ético fundamental nos cuidados de saúde, exigindo que os profissionais de saúde protejam a privacidade e a confidencialidade das informações dos doentes e que apenas divulguem informações relacionadas com os doentes com a devida autorização ou consentimento legal. Os profissionais de saúde devem manter a confidencialidade dos registos de saúde dos doentes, das comunicações e das interacções, assegurando que as informações sensíveis não são partilhadas ou divulgadas sem o consentimento do doente ou conforme exigido por lei. O consentimento informado é outro aspeto fundamental da ética profissional, exigindo que os profissionais de saúde obtenham o consentimento voluntário e informado dos doentes antes de iniciarem um tratamento médico, efectuarem procedimentos ou realizarem investigação que envolva seres humanos. O consentimento informado implica fornecer aos doentes informações claras e compreensíveis sobre o objetivo, os riscos, os benefícios e as alternativas da intervenção proposta e garantir que os doentes possam tomar decisões autónomas sobre os seus cuidados de saúde. A honestidade e a integridade são valores fundamentais da ética profissional, exigindo que os profissionais de saúde sejam verdadeiros, transparentes e responsáveis nas suas interacções com os doentes, os colegas e o público. Os profissionais de saúde devem respeitar as normas de conduta profissional, abster-se de se envolver em práticas enganosas ou fraudulentas e manter a confiança dos doentes e da comunidade. A competência profissional é essencial para garantir a qualidade e a segurança dos serviços de cuidados de saúde, exigindo que os profissionais de saúde mantenham elevados padrões de conhecimentos clínicos, aptidões e experiência nos seus respectivos domínios. Os profissionais de saúde devem empenhar-se na aprendizagem ao longo da vida e no desenvolvimento profissional para se manterem a par dos avanços da ciência médica, da tecnologia e das melhores práticas e para prestarem cuidados baseados em provas e centrados nos doentes. Os limites das relações profissionais definem as interacções e comportamentos adequados entre os profissionais de saúde e os doentes, colegas e outros indivíduos envolvidos na prestação de serviços de saúde. Os profissionais de saúde devem manter os limites profissionais, evitar conflitos de interesses e defender padrões éticos de conduta nas suas relações com os doentes, respeitando sempre a sua dignidade, privacidade e autonomia.

10.7 CONFORMIDADE REGULAMENTAR NAS ORGANIZAÇÕES DE CUIDADOS DE SAÚDE:

A conformidade regulamentar nas organizações de cuidados de saúde é essencial para garantir a prestação de cuidados seguros e de elevada qualidade e manter padrões legais e éticos nas operações de cuidados de saúde. As organizações de cuidados de saúde estão sujeitas a uma miríade de regulamentos federais, estatais e locais, bem como a normas de acreditação e directrizes da indústria, que regem vários aspectos da prestação de cuidados de saúde, incluindo cuidados aos doentes, privacidade e segurança, faturação e reembolso e governação organizacional. A conformidade com estes regulamentos é crucial para mitigar riscos, evitar responsabilidades legais e manter a confiança dos doentes e dos intervenientes no sistema de cuidados de saúde. Uma das principais áreas de conformidade regulamentar nas organizações de cuidados de saúde é o tratamento dos doentes, que engloba práticas clínicas, protocolos de tratamento e iniciativas de melhoria da qualidade destinadas a promover resultados positivos para os doentes e a garantir a sua segurança. As organizações de cuidados de saúde têm de aderir a padrões de cuidados estabelecidos por agências reguladoras como os Centers for Medicare & Medicaid Services (CMS) e organismos de acreditação como a The Joint Commission (TJC), que estabelecem requisitos para avaliações de doentes, planeamento de cuidados, gestão de medicação, controlo de infecções e outros aspectos da prática clínica. A conformidade com estas normas é fundamental para manter a acreditação, receber reembolsos de entidades pagadoras governamentais e demonstrar o empenho na qualidade e segurança dos cuidados prestados aos doentes. As normas de privacidade e segurança são outra área importante de conformidade regulamentar nas organizações de cuidados de saúde, particularmente com a crescente digitalização da informação de saúde e a utilização de registos de saúde electrónicos (EHRs) e sistemas de troca de informação de saúde (HIE). As organizações de cuidados de saúde têm de cumprir as regras de privacidade e segurança da Lei de Portabilidade e Responsabilidade dos Seguros de Saúde (HIPAA), que estabelecem normas para proteger a privacidade e a segurança das informações de saúde protegidas (PHI) e garantir que os dados dos doentes estão protegidos contra o acesso não autorizado, violações ou divulgações. A conformidade com os regulamentos da HIPAA exige que as organizações de cuidados de saúde implementem salvaguardas administrativas, técnicas e físicas para proteger as PHI, efectuem avaliações de risco regulares, forneçam formação aos trabalhadores sobre políticas de privacidade e segurança e mantenham a documentação dos esforços de conformidade. A conformidade da faturação e do reembolso é outra área crítica para as organizações de cuidados de saúde, uma vez que as práticas de faturação precisas e éticas são essenciais para manter a integridade financeira e evitar fraudes, desperdícios e abusos na faturação dos cuidados de saúde. As organizações de cuidados de saúde têm de cumprir os regulamentos de faturação e codificação estabelecidos pelos pagadores governamentais, como a Medicare e a Medicaid, bem como pelos planos de seguros de saúde privados e pagadores terceiros. A conformidade com os regulamentos de faturação exige a codificação exacta dos serviços prestados, a documentação adequada da necessidade médica, a adesão às directrizes de faturação e aos requisitos de documentação, e a prevenção de práticas fraudulentas, tais como a codificação superior, a desagregação ou a faturação de serviços não prestados. A governação organizacional e a conformidade empresarial são áreas abrangentes da conformidade regulamentar que englobam o desenvolvimento e a implementação de políticas, procedimentos e sistemas para garantir uma conduta ética, integridade e responsabilidade em toda a organização. As organizações de cuidados de saúde devem estabelecer programas de conformidade que incluam a supervisão por um responsável ou comité de conformidade designado, avaliações de risco regulares, auditorias internas e actividades de monitorização, formação e educação dos funcionários sobre políticas e procedimentos de conformidade e mecanismos para comunicar e investigar preocupações ou violações de conformidade. A conformidade com as normas de governação empresarial promove a transparência, o comportamento ético e a responsabilidade nas operações de cuidados de saúde, fomentando a confiança entre doentes, reguladores e partes interessadas.

10.8 SEGURANÇA DOS DADOS, PRIVACIDADE E CIBERSEGURANÇA:

A segurança dos dados, a privacidade e a cibersegurança são fundamentais nos cuidados de saúde, dada a natureza sensível das informações de saúde dos doentes e a crescente dependência das tecnologias digitais para a prestação de cuidados de saúde, gestão de dados e comunicação. A proteção dos dados dos doentes contra o acesso não autorizado, as violações ou as ciberameaças é essencial para manter a confiança dos doentes, cumprir os requisitos regulamentares e salvaguardar a confidencialidade, a integridade e a disponibilidade da informação sobre cuidados de saúde. A segurança dos dados nos cuidados de saúde envolve a implementação de medidas para proteger os registos de saúde electrónicos (EHRs), os sistemas de informação de saúde, os dispositivos médicos e outros activos digitais contra ameaças à segurança, como o acesso não autorizado, violações de dados, malware, ransomware e ciberataques. As organizações de cuidados de saúde têm de adotar uma abordagem multicamada à segurança dos dados, incorporando salvaguardas administrativas, técnicas e físicas para mitigar riscos e vulnerabilidades e garantir a segurança dos dados dos doentes. As salvaguardas administrativas envolvem o desenvolvimento e a implementação de políticas, procedimentos e protocolos para reger as práticas de segurança dos dados e a conformidade com os requisitos regulamentares. As organizações de cuidados de saúde devem estabelecer políticas e procedimentos de segurança de dados que definam funções e responsabilidades, controlos de acesso, requisitos de encriptação de dados, protocolos de resposta a incidentes e programas de formação e sensibilização da força de trabalho para educar os funcionários sobre os riscos de segurança de dados e as melhores práticas. As salvaguardas técnicas abrangem a utilização de soluções e controlos tecnológicos para proteger as informações de saúde electrónicas contra o acesso, a alteração ou a divulgação não autorizados. Isto inclui a implementação de controlos de acesso, tecnologias de encriptação, mecanismos de autenticação (por exemplo, palavras-passe, biometria) e pistas de auditoria para monitorizar e acompanhar o acesso aos dados dos doentes e detetar actividades não autorizadas. As organizações de cuidados de saúde também podem utilizar sistemas de deteção e prevenção de intrusões, firewalls e software antivírus para detetar e atenuar as ciberameaças em tempo real. As salvaguardas físicas envolvem a proteção do acesso físico a instalações de cuidados de saúde, centros de dados, servidores e outros componentes da infraestrutura que armazenam ou processam dados dos doentes. Isto inclui restringir o acesso a áreas de armazenamento de dados, salas de servidores e equipamento de rede através de medidas como controlos de acesso, câmaras de vigilância, autenticação biométrica e controlos ambientais (por exemplo, monitorização da temperatura e da humidade). As organizações de cuidados de saúde devem também implementar medidas para proteger os dispositivos electrónicos portáteis (por exemplo, computadores portáteis, smartphones, tablets) e garantir a eliminação segura de suportes electrónicos e dispositivos que contenham dados dos doentes. A privacidade é outro aspeto crítico da segurança dos dados nos cuidados de saúde, salientando a proteção dos direitos dos doentes a controlar o acesso às suas informações pessoais de saúde e a garantir que os seus dados são utilizados e divulgados apenas para fins autorizados. A Regra de Privacidade da Lei de Portabilidade e Responsabilidade dos Seguros de Saúde (HIPAA) estabelece normas para a proteção da privacidade das informações de saúde protegidas (PHI) detidas pelas entidades abrangidas, incluindo prestadores de cuidados de saúde, planos de saúde e centros de compensação de cuidados de saúde. As organizações de cuidados de saúde têm de implementar políticas e procedimentos de privacidade para salvaguardar as PHI, obter o consentimento dos doentes para a utilização e divulgação das PHI e proporcionar aos indivíduos o direito de acesso, alteração e pedido de registo das divulgações das suas informações de saúde. A cibersegurança é uma preocupação cada vez mais significativa nos cuidados de saúde, com o aumento das ciberameaças que visam as redes, os sistemas e os dados das organizações de cuidados de saúde. Os ciberataques, como o ransomware, o phishing e o malware, representam sérios riscos para a segurança dos doentes, a integridade dos dados e a continuidade operacional, ameaçando perturbar os serviços de saúde e comprometer os cuidados prestados aos doentes. As organizações de cuidados de saúde devem adotar medidas proactivas de cibersegurança para prevenir, detetar e responder eficazmente às ciberameaças. As medidas preventivas incluem a realização de avaliações de risco, análises de vulnerabilidades e testes de penetração para identificar e colmatar lacunas de segurança e pontos fracos na infraestrutura de TI. As organizações de cuidados de saúde devem também implementar controlos de segurança, como a segmentação da rede, a encriptação de dados e as correcções de software, para proteger contra vulnerabilidades conhecidas e reduzir a superfície de ataque das ciberameaças. As capacidades de deteção e resposta são essenciais para identificar e atenuar as ciberameaças em tempo real, de modo a minimizar o impacto nos cuidados aos doentes e na segurança dos dados. As organizações de cuidados de saúde devem implementar ferramentas de monitorização da segurança, como sistemas de deteção e prevenção de intrusões, soluções de gestão de informações e eventos de segurança (SIEM) e plataformas de deteção e resposta de pontos finais (EDR), para monitorizar o tráfego de rede, detetar actividades suspeitas e responder prontamente a incidentes de segurança.

10.9 TECNOLOGIAS EMERGENTES E DESAFIOS ÉTICOS:

As tecnologias emergentes no domínio dos cuidados de saúde, como a inteligência artificial (IA), a aprendizagem automática (ML), a genómica, a telemedicina e os dispositivos portáteis, são extremamente promissoras para transformar a prestação de cuidados de saúde, melhorar os resultados dos doentes e fazer avançar a investigação médica. No entanto, para além dos potenciais benefícios, estas tecnologias também apresentam desafios e considerações éticas que devem ser abordados para garantir o desenvolvimento, a implantação e a utilização responsáveis em contextos de cuidados de saúde. Um dos principais desafios éticos associados às tecnologias emergentes nos cuidados de saúde é a privacidade e a segurança dos dados. Os algoritmos de IA e ML baseiam-se em grandes quantidades de dados, incluindo registos de saúde dos doentes, dados genómicos e estudos de imagiologia médica, para treinar modelos preditivos e tomar decisões clínicas. No entanto, a utilização de dados sensíveis dos pacientes levanta preocupações sobre a privacidade dos dados, a confidencialidade e a possibilidade de acesso não autorizado, violações ou utilização indevida das informações dos pacientes. As organizações de cuidados de saúde devem implementar medidas robustas de segurança de dados, como encriptação, controlos de acesso e pistas de auditoria, para proteger os dados dos doentes contra ameaças cibernéticas e garantir a conformidade com os regulamentos de privacidade, como a Lei de Portabilidade e Responsabilidade dos Seguros de Saúde (HIPAA). Outra consideração ética é o preconceito algorítmico e a justiça nas tecnologias de cuidados de saúde baseadas em IA. Os algoritmos de IA podem inadvertidamente perpetuar enviesamentos e disparidades nos cuidados de saúde ao basearem-se em conjuntos de dados enviesados ou incompletos, conduzindo a disparidades no diagnóstico, tratamento e acesso a cuidados para determinadas populações de doentes. As organizações de cuidados de saúde devem abordar o enviesamento algorítmico através de testes rigorosos, validação e medidas de transparência, garantindo que os algoritmos de IA são justos, equitativos e imparciais nas suas previsões e recomendações. A transparência e a explicabilidade são princípios éticos essenciais nas tecnologias de cuidados de saúde orientadas para a IA, em particular nos algoritmos complexos e opacos, como as redes neuronais de aprendizagem profunda. Os prestadores de cuidados de saúde e os doentes devem compreender claramente a forma como os algoritmos de IA tomam decisões clínicas, os factores que influenciam as suas recomendações e as limitações ou incertezas associadas às suas previsões. Modelos de IA transparentes e interpretáveis permitem que os prestadores de cuidados de saúde confiem e validem os resultados algorítmicos, participem na tomada de decisões partilhada com os doentes e mantenham a responsabilidade pelos resultados clínicos. A utilização de tecnologias de sequenciação genómica e de testes genéticos nos cuidados de saúde suscita também considerações éticas. Os dados genómicos contêm informações sensíveis e potencialmente estigmatizantes sobre as predisposições genéticas, os riscos de doença e a ascendência de um indivíduo, o que suscita preocupações sobre a privacidade, a discriminação e o consentimento. As organizações de cuidados de saúde devem garantir que os pacientes recebem aconselhamento genético abrangente e consentimento informado antes de se submeterem a testes genéticos, incluindo educação sobre os riscos, benefícios e implicações da informação genómica para a sua saúde e bem-estar. A telemedicina e as tecnologias de monitorização remota apresentam desafios éticos relacionados com o acesso, a equidade e o fosso digital. Embora a telemedicina ofereça oportunidades para expandir o acesso aos serviços de saúde, particularmente em zonas rurais ou mal servidas, pode exacerbar as disparidades no acesso de populações vulneráveis, como os doentes idosos, os indivíduos com baixos rendimentos e os que não têm acesso a uma Internet fiável ou a dispositivos digitais. As organizações de cuidados de saúde devem abordar as barreiras à adoção da telemedicina, como a literacia tecnológica, as barreiras linguísticas e as políticas de reembolso, para garantir um acesso equitativo aos cuidados virtuais para todos os doentes. Além disso, podem surgir dilemas éticos na utilização da telemedicina para consultas médicas sensíveis ou complexas, como o aconselhamento em matéria de saúde mental ou os cuidados em fim de vida, em que o estabelecimento de relações e de confiança com os doentes pode ser um desafio num ambiente virtual. Os prestadores de cuidados de saúde têm de lidar com questões de privacidade, confidencialidade e relação terapêutica dos doentes quando prestam serviços de telemedicina, assegurando que os doentes recebem cuidados compassivos e centrados no doente, independentemente do modo de prestação.

10.10 CONCLUSÃO:

Em conclusão, as tecnologias emergentes estão a revolucionar os cuidados de saúde, oferecendo soluções inovadoras para melhorar os cuidados prestados aos doentes, melhorar os resultados clínicos e fazer avançar a investigação médica. No entanto, juntamente com a enorme promessa, surgem desafios éticos que devem ser abordados para garantir o desenvolvimento e a utilização responsáveis destas tecnologias. Desde a salvaguarda da privacidade dos doentes e da segurança dos dados até à abordagem de preconceitos algorítmicos e à promoção da equidade no acesso aos cuidados, as organizações de cuidados de saúde enfrentam considerações éticas complexas na adoção e implementação de tecnologias emergentes. Ao dar prioridade a princípios éticos como a transparência, a justiça e os cuidados centrados no doente, as organizações de cuidados de saúde podem enfrentar estes desafios de forma eficaz e aproveitar todo o potencial das tecnologias emergentes para beneficiar os doentes e a sociedade. A colaboração entre profissionais de saúde, decisores políticos, investigadores e especialistas em ética é essencial para desenvolver directrizes éticas, normas e melhores práticas que promovam a utilização ética das tecnologias emergentes, salvaguardando os direitos dos doentes, assegurando a responsabilidade e defendendo os mais elevados padrões de integridade e profissionalismo na prestação de cuidados de saúde. Em última análise, ao adotar considerações éticas, as organizações de cuidados de saúde podem fomentar a confiança, promover a equidade e impulsionar a inovação no panorama em constante evolução dos cuidados de saúde.

10.11 REFERÊNCIAS:

- Brown MJ, Smiler KL. Ethical Considerations and Regulatory Issues (Considerações Éticas e Questões Regulamentares). InThe Laboratory Rabbit, Guinea Pig, Hamster, and Other Rodents 2012 Jan 1 (pp. 3-31). Academic Press.
- Dokholyan RS, Muhlbaier LH, Falletta JM, Jacobs JP, Shahian D, Haan CK, Peterson ED. Regulatory and ethical considerations for linking clinical and administrative databases. American heart journal. 2009 Jun 1;157(6):971-82.
- Ferry B, Gervasoni D, Vogt C, Ferry B, Gervasoni D, Vogt C. Regulatory and Ethical Considerations. Stereotaxic Neurosurgery in Laboratory Rodent: Manual de Boas Práticas. 2014:1-8.
- Stiegler MP, Tung A. Trata-se de melhoria da qualidade ou de

investigação? Considerações éticas e regulamentares. Anesthesia & Analgesia. 2017 Jul 1;125(1):342-4.

- Power-deFur LA. Considerações legais, regulamentares e éticas. Gestão de distúrbios de deglutição e alimentação nas escolas. 2015 Nov 2;39.

- Wexler A. The practices of do-it-yourself brain stimulation: implications for ethical considerations and regulatory proposals. Journal of medical ethics. 2016 Apr 1;42(4):211-5.

- Campos BG. Considerações regulamentares, legais e éticas da telemedicina. Clínicas de medicina do sono. 2020 Sep;15(3):409.

- Thompson A, Komparic A, Smith MJ. Considerações éticas na monitorização e regulamentação das vacinas após a sua aprovação no mercado. Vaccine. 2014 Dec 12;32(52):7171-4.

- Taherdoost H. Legal, Regulatory, and Ethical Considerations in EBusiness (Considerações legais, regulamentares e éticas no comércio eletrónico). InE-Business Essentials: Building a Successful Online Enterprise 2023 Sep 5 (pp. 379-402). Cham: Springer Nature Switzerland.

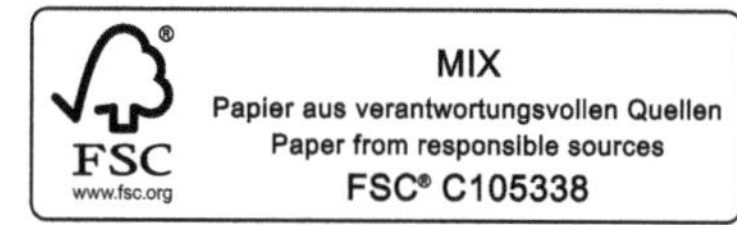

Printed by Books on Demand GmbH, Norderstedt / Germany